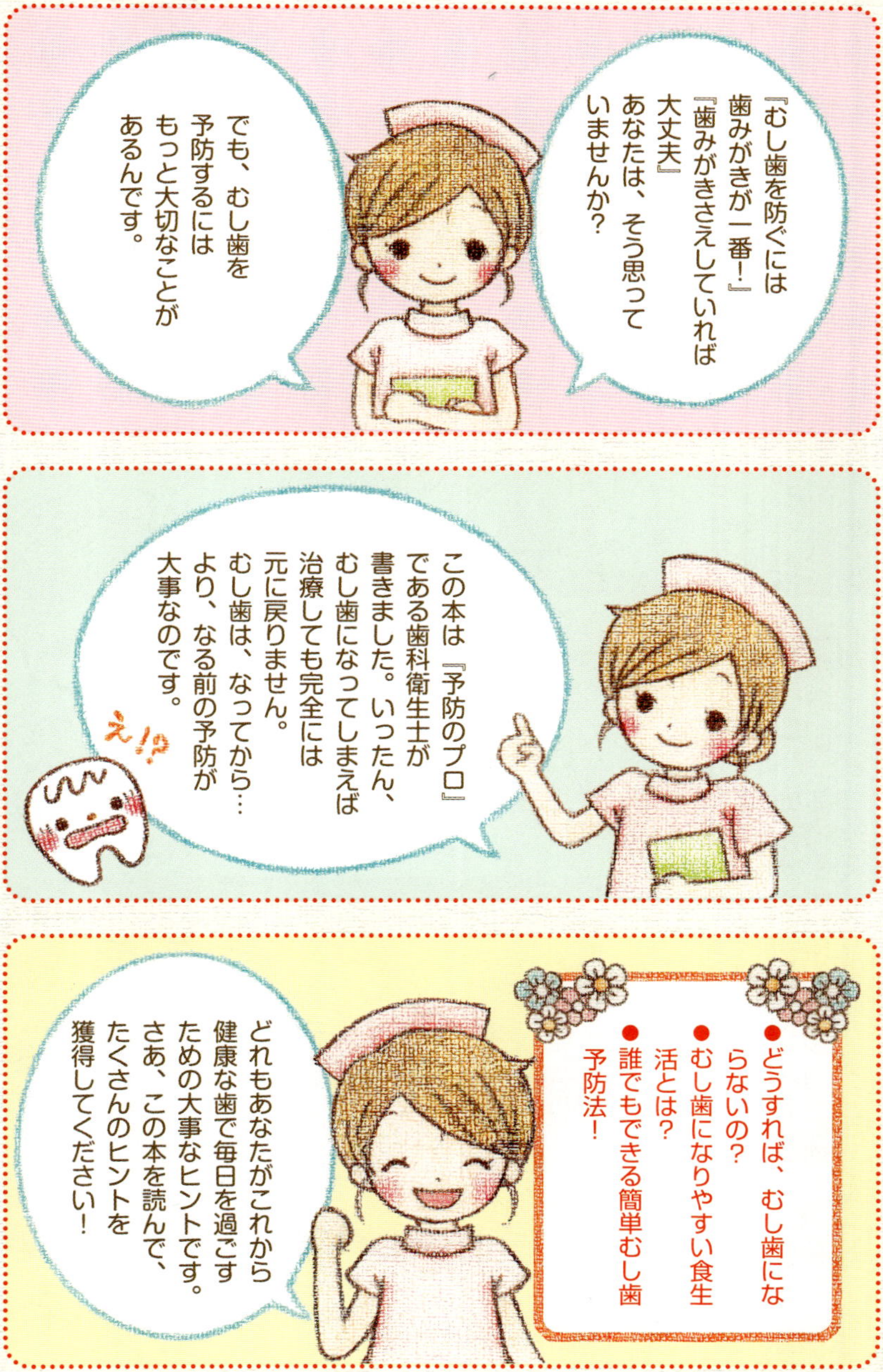
『むし歯を防ぐには
歯みがきが一番!』
『歯みがきさえしていれば
大丈夫』
あなたは、そう思って
いませんか?
でも、むし歯を
予防するには
もっと大切なことが
あるんです。
この本は『予防のプロ』
である歯科衛生士が
書きました。いったん、
むし歯になってしまえば
治療しても完全には
元に戻りません。
むし歯は、なってから…
より、なる前の予防が
大事なのです。
え!?
●どうすれば、むし歯にならないの?
●むし歯になりやすい食生活とは?
●誰でもできる簡単むし歯予防法!
どれもあなたがこれから
健康な歯で毎日を過ごす
ための大事なヒントです。
さあ、この本を読んで、
たくさんのヒントを
獲得してください!

日本人の成人のうち、約８割が歯周病にかかっているといわれています。見た目だけではわからないのが歯周病の怖さ。まずは進行していく過程を写真で見てみましょう。

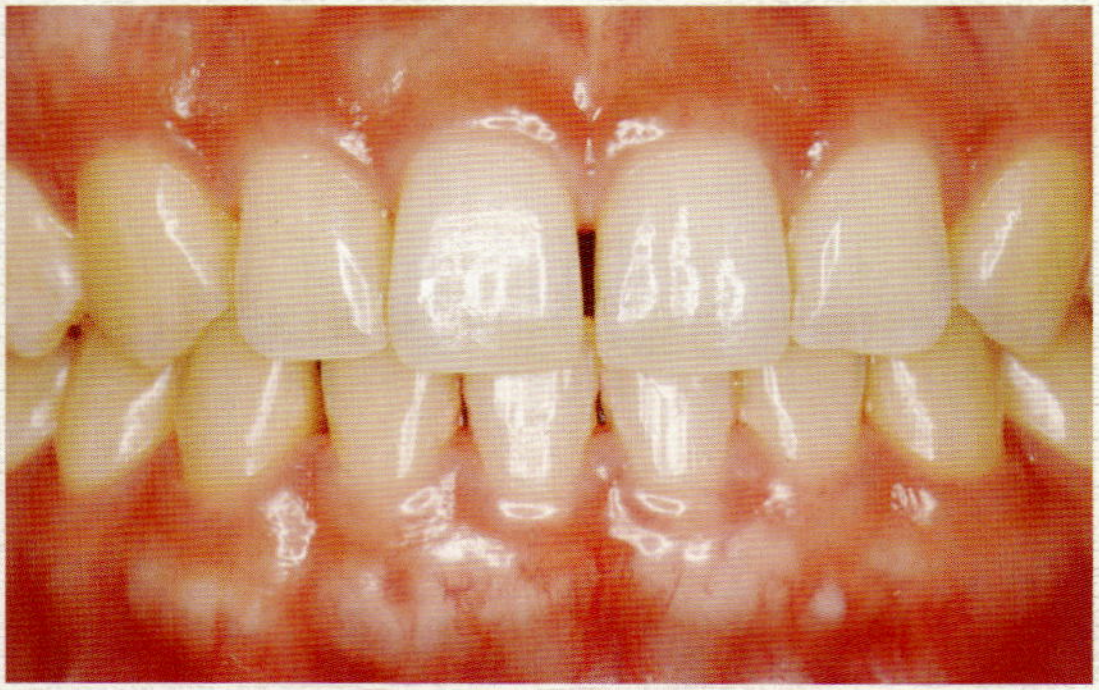

口絵 1

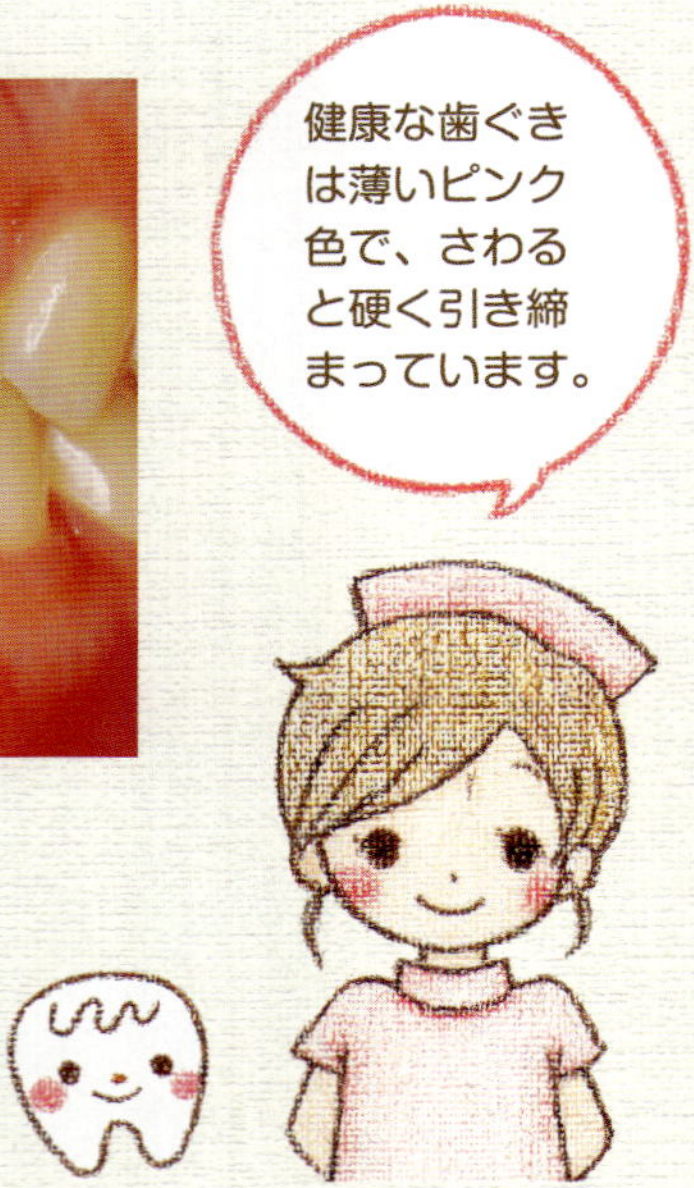
健康な歯ぐきは薄いピンク色で、さわると硬く引き締まっています。

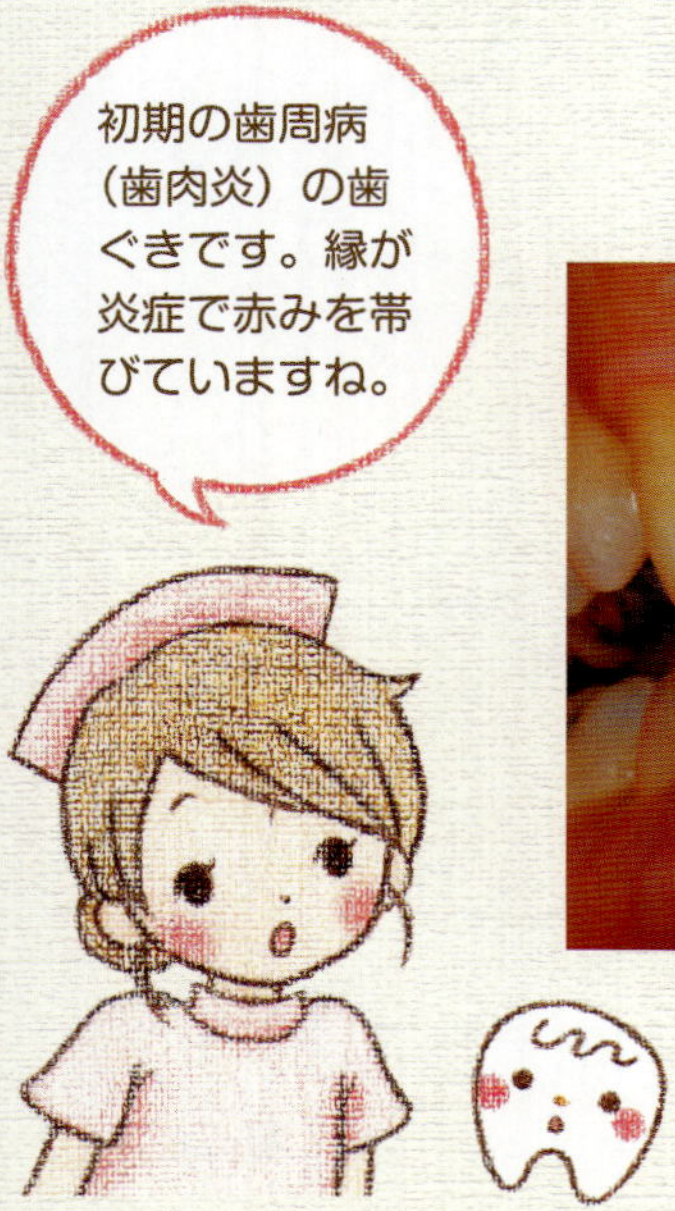
初期の歯周病（歯肉炎）の歯ぐきです。縁が炎症で赤みを帯びていますね。

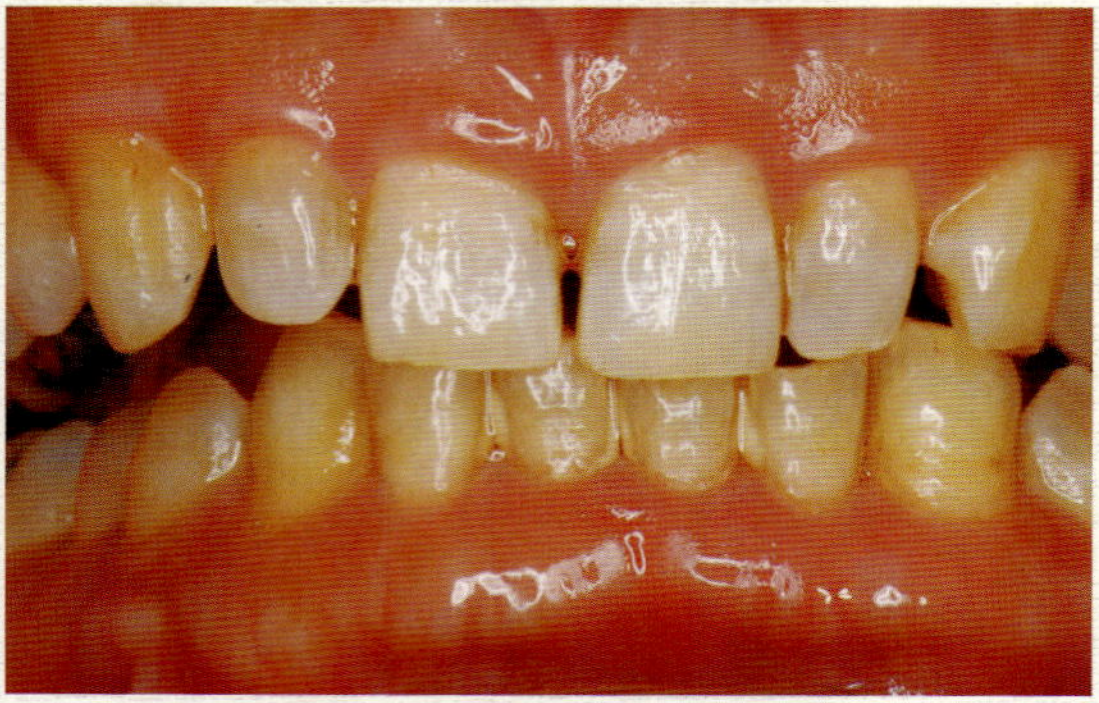

口絵 2

見た目ではわからない！歯周病の進行

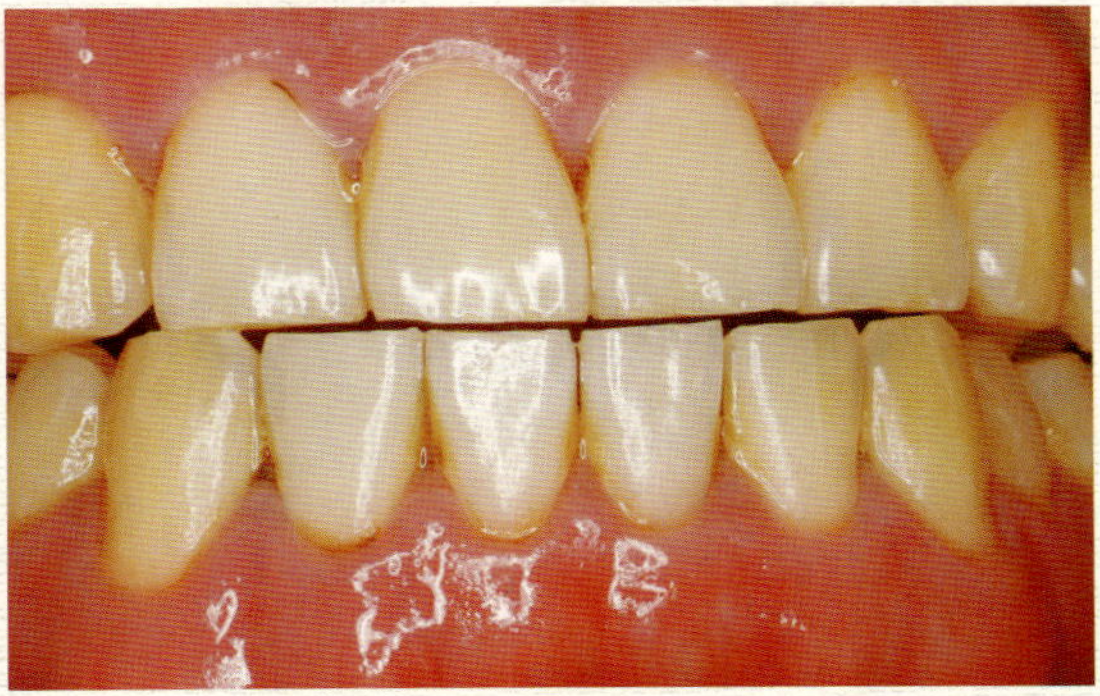

口絵 3

中等度の歯周炎の歯ぐきです。これを見ただけで歯周病と判断するのは難しいですね。
でも歯ぐきの中では骨が溶けて歯周病が進行しています。

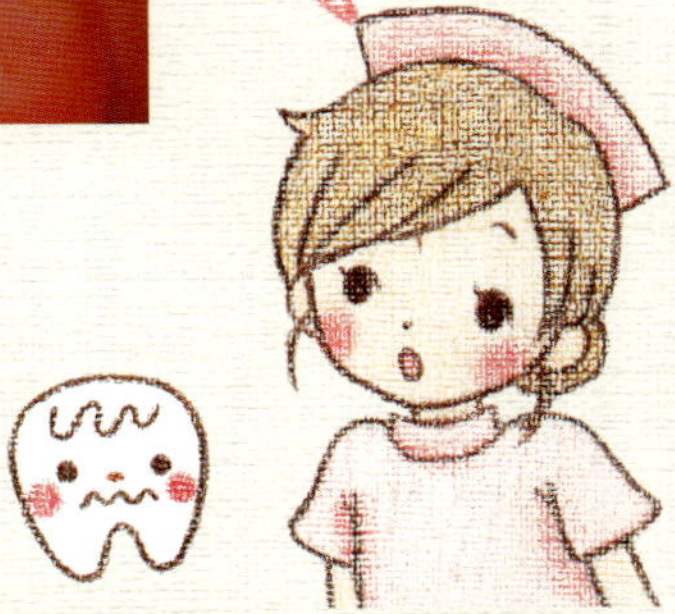

重度の歯周炎の歯ぐきです。自分には関係ないと思われるかもしれません。でも決してそんなことはないのです。

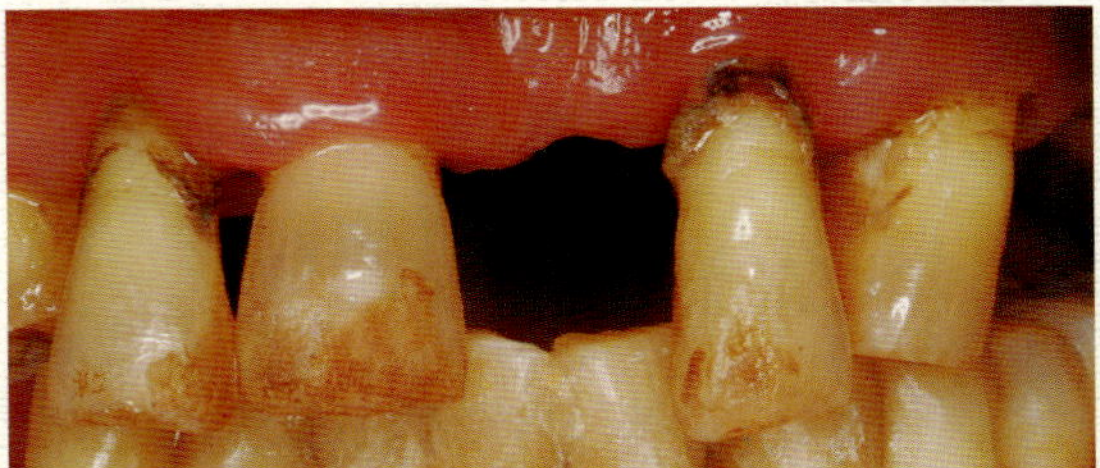

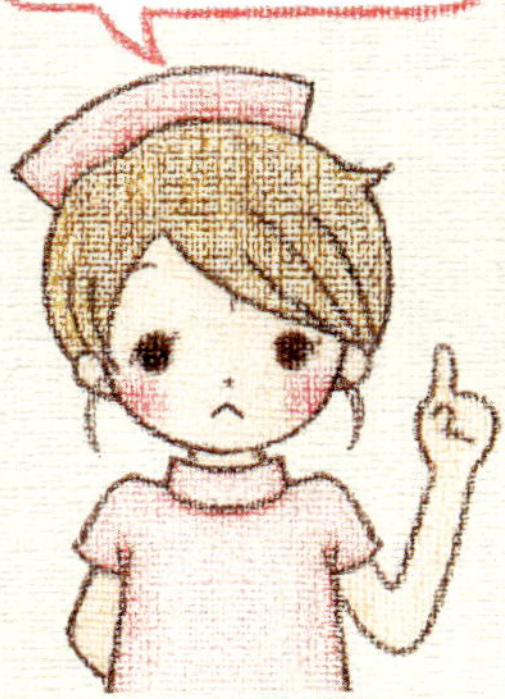

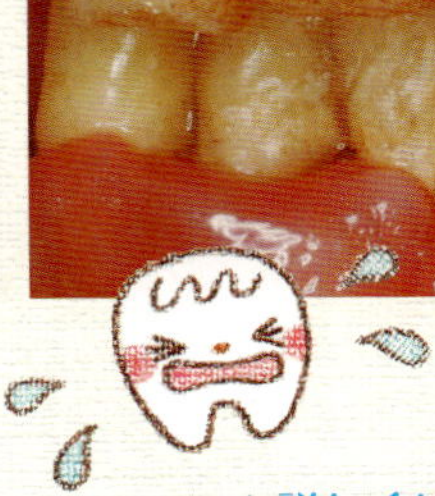

口絵 4

←詳しくは本文の 99 ページをご覧ください。

どうして、むし歯になってしまうの？

下のイラストのように、口の中では食事のたびに「脱灰」と「再石灰化」が繰り返され、いったん歯が溶かされても体の働きで元に戻してくれています。でも、このバランスが崩れた時……むし歯がつくられてしまうのです。

口絵 5　脱灰と再石灰化の仕組み

健康な歯
食事によって細菌が増え、プラークを形成する
食べ物をとると、2～3分でプラークの中の細菌が糖から酸を作り出す

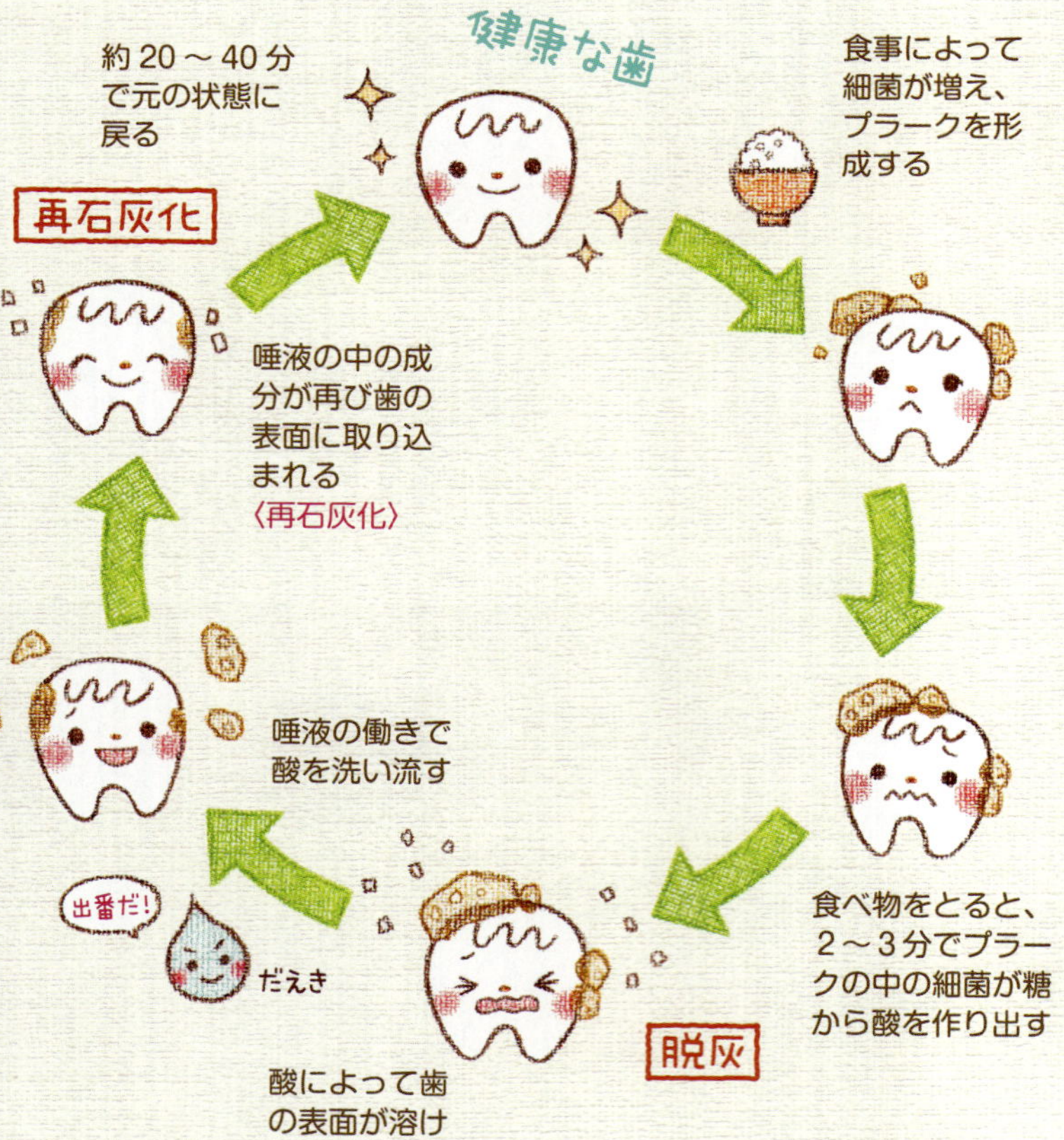
酸によって歯の表面が溶け出す〈脱灰〉

出番だ！
だえき
唾液の働きで酸を洗い流す
唾液の中の成分が再び歯の表面に取り込まれる〈再石灰化〉

約20～40分で元の状態に戻る

⬅詳しくは本文の16ページをご覧ください。

心がけよう！むし歯になりにくい生活習慣

むし歯にならないためには、脱灰と再石灰化をバランス良く行うこと。そのためには、規則正しく食事する、間食を少なくする、就寝前に飲食をしないなどの生活習慣が大切になります。

口絵 6　虫歯になりにくい生活習慣(上)と、なりやすい生活習慣(下)

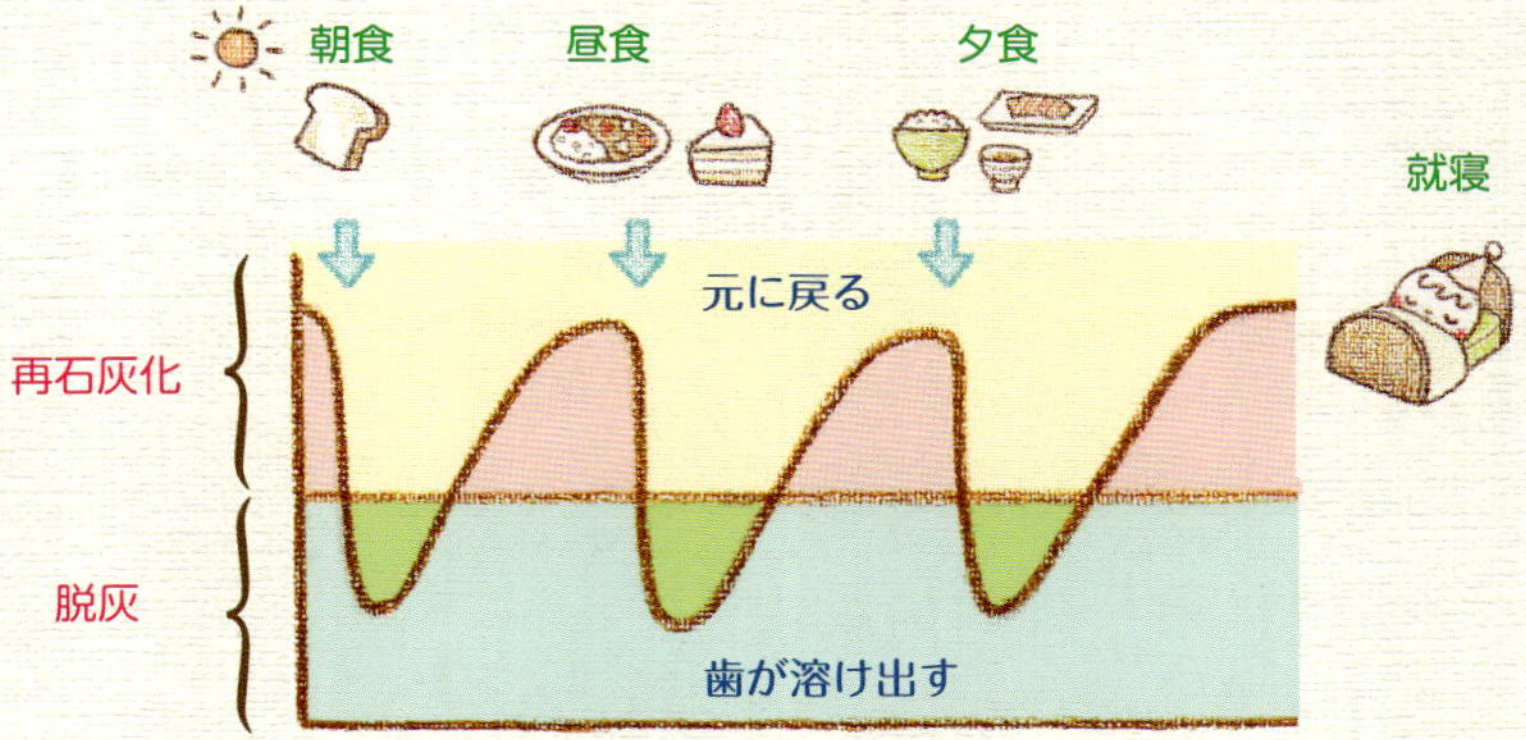

＊食べ物が口に入るたびに脱灰が始まります。
＊再石灰化の時間が長ければ、むし歯にはなりません。

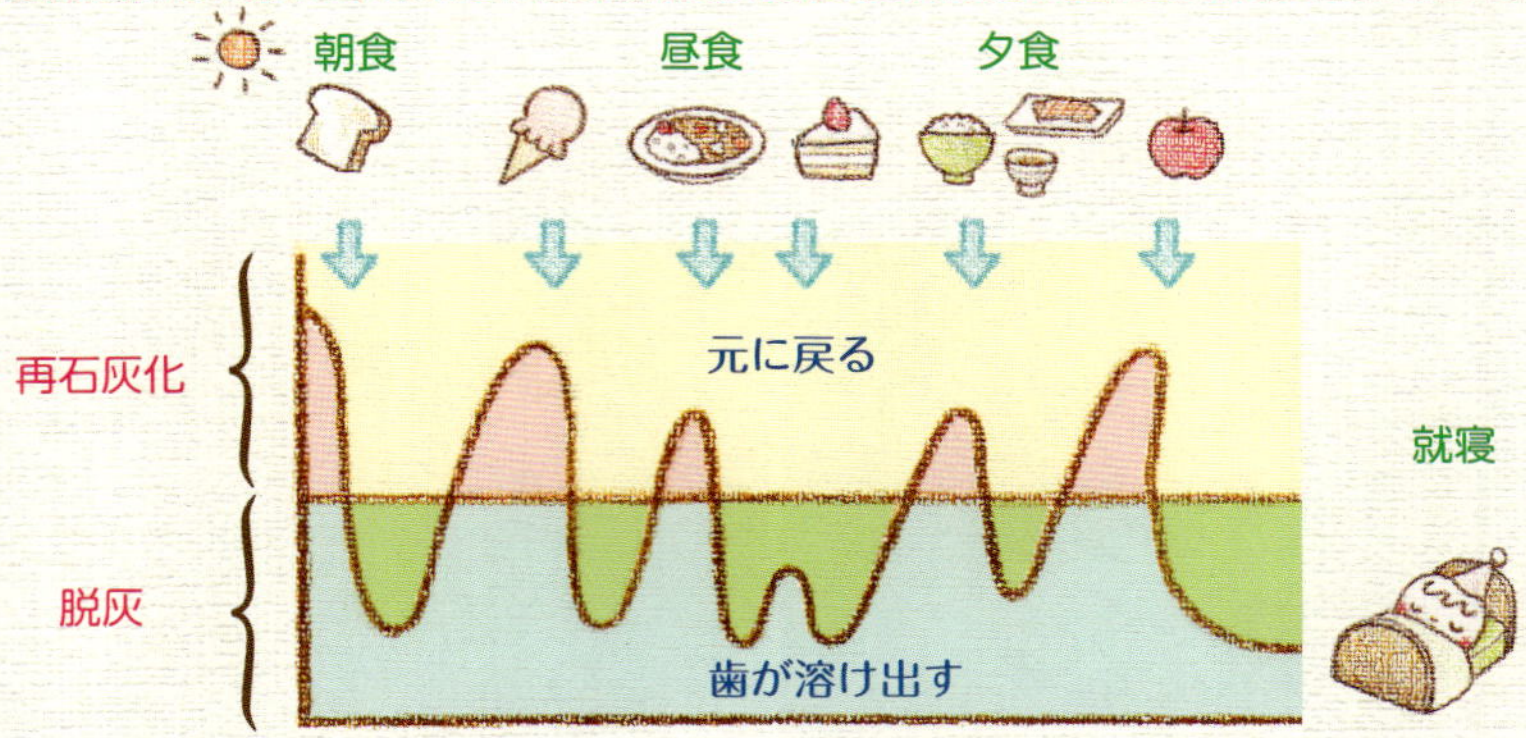

＊間食をひんぱんにとると脱灰の時間が長くなります。そのため再石灰化の時間が十分にとれず、むし歯になりやすくなってしまうのです。
＊特に就寝前に飲食して、そのまま寝てしまうと、口の中はずっと脱灰の状態になります。

⬅詳しくは本文の 16 ページをご覧ください。

歯にこびりついた歯石やステイン（着色汚れ）は歯みがきだけでは取り除けません。そこで必要になるのが歯科医院で行うプロフェッショナルケア。歯の表面をきれいな状態に保つことでブラッシングもしやすくなり、むし歯や歯周病の予防にもつながります。

口絵７は歯石を掃除する前の歯。歯の根元に歯石が黄色く見えていますね。下の前歯の裏側は歯石がとてもつきやすい所。歯石の周りには菌がすみつきやすいので、歯ぐきには炎症もおきています。

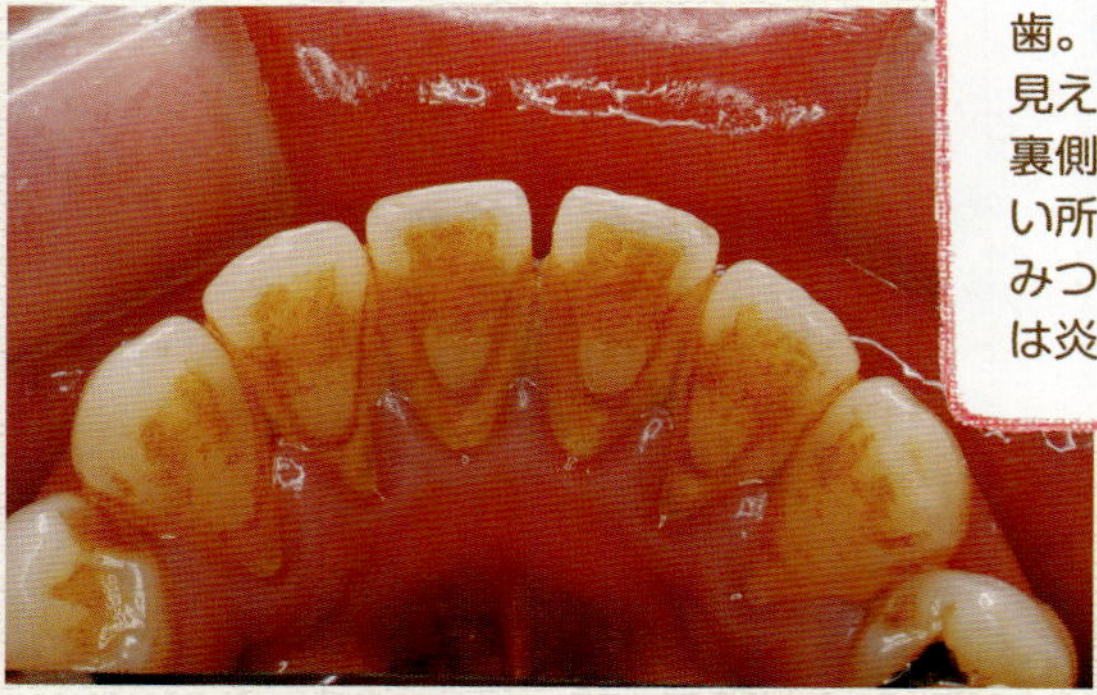

口絵７　歯石のついた歯

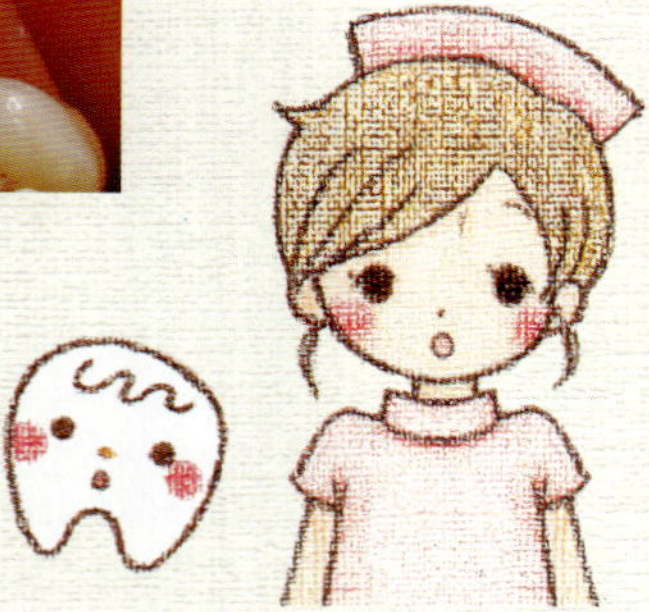

口絵８は歯石を掃除したあとの歯。歯石がなくなったので歯ぐきが引き締まりました。

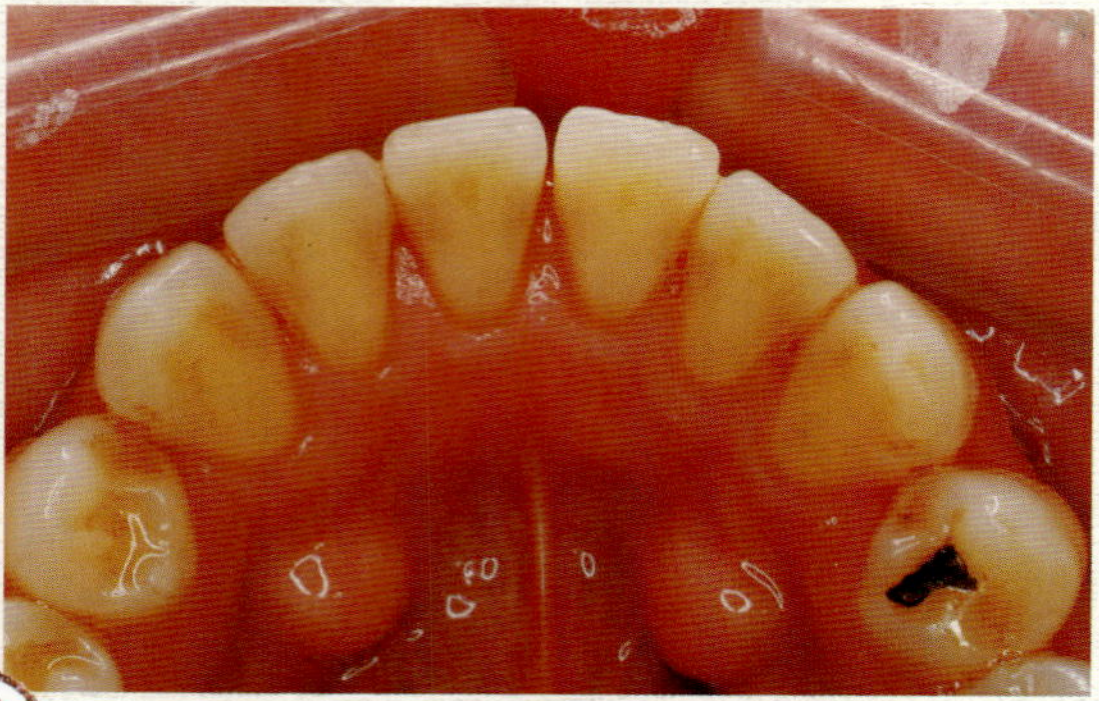

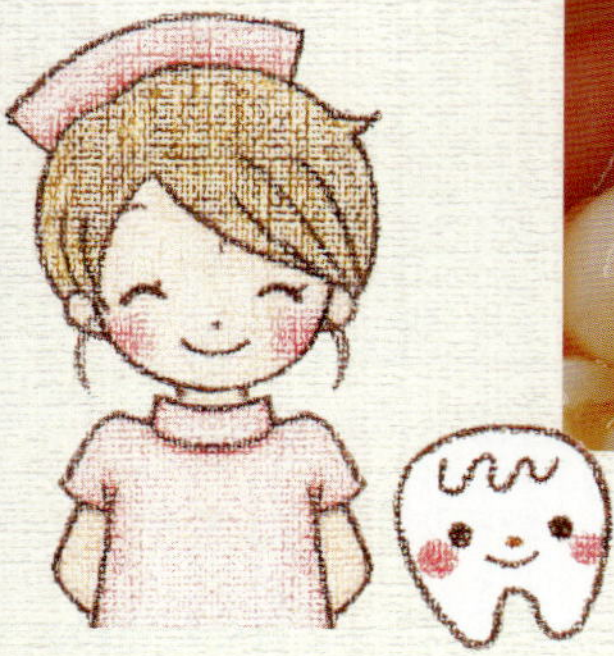

歯石を掃除したあと　口絵８

歯の汚れ、キレイに取ってむし歯予防!

口絵 9

歯についたステイン

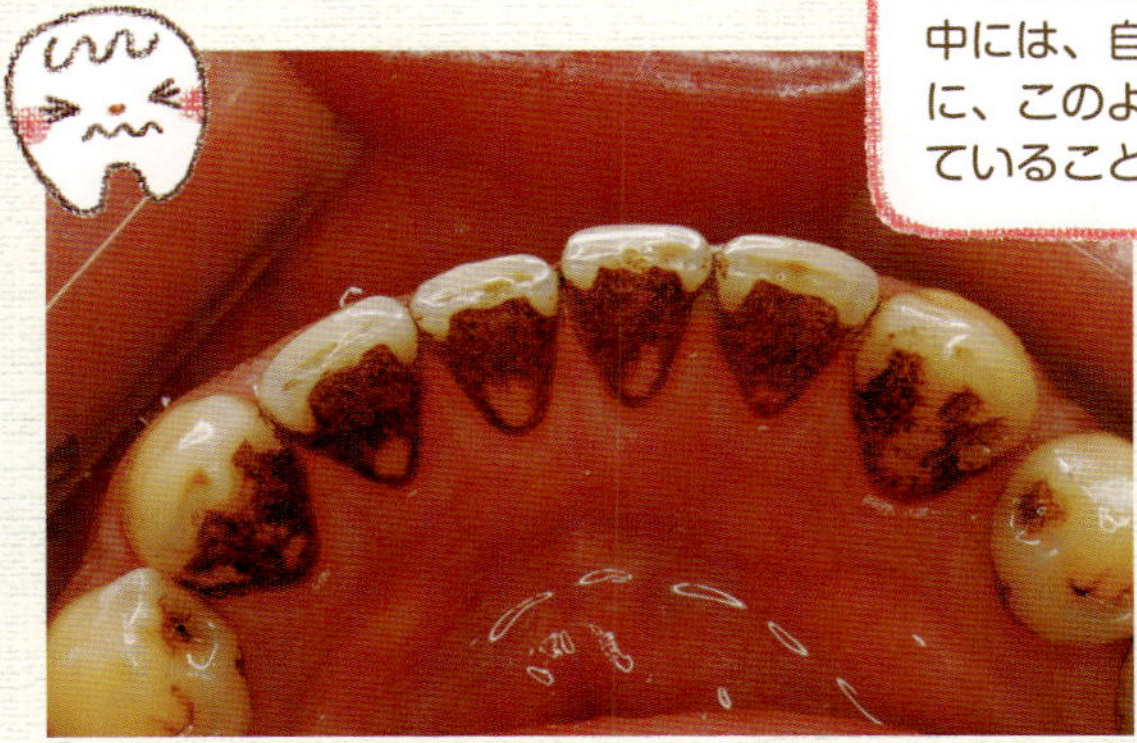

口絵 9 は、ステインを掃除する前の歯。ステインは、お茶や赤ワインなどでもつきますが、この場合はタバコでついたもの。喫煙している人の中には、自分では見えない歯の裏側に、このようなヤニがべったりついていることがあります。

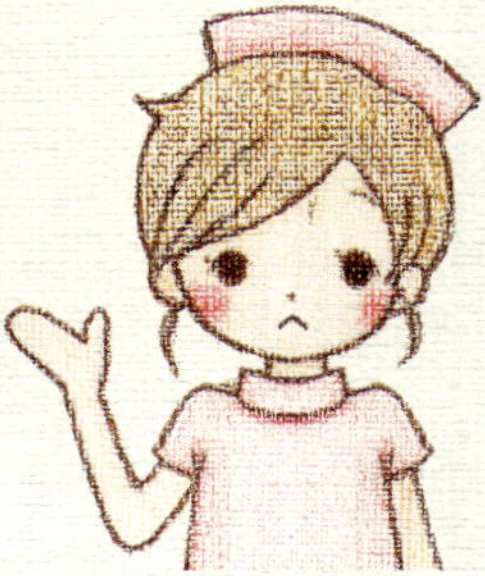

口絵 10 はステインを掃除したあとの歯。完璧にきれいにするには、とても時間がかかります。いったんきれいにしても、おおもとの原因を取り除かなければ何の意味もありません。禁煙して、ようやく健康ときれいな歯が手に入るのです。

口絵 10

ステインを掃除したあと

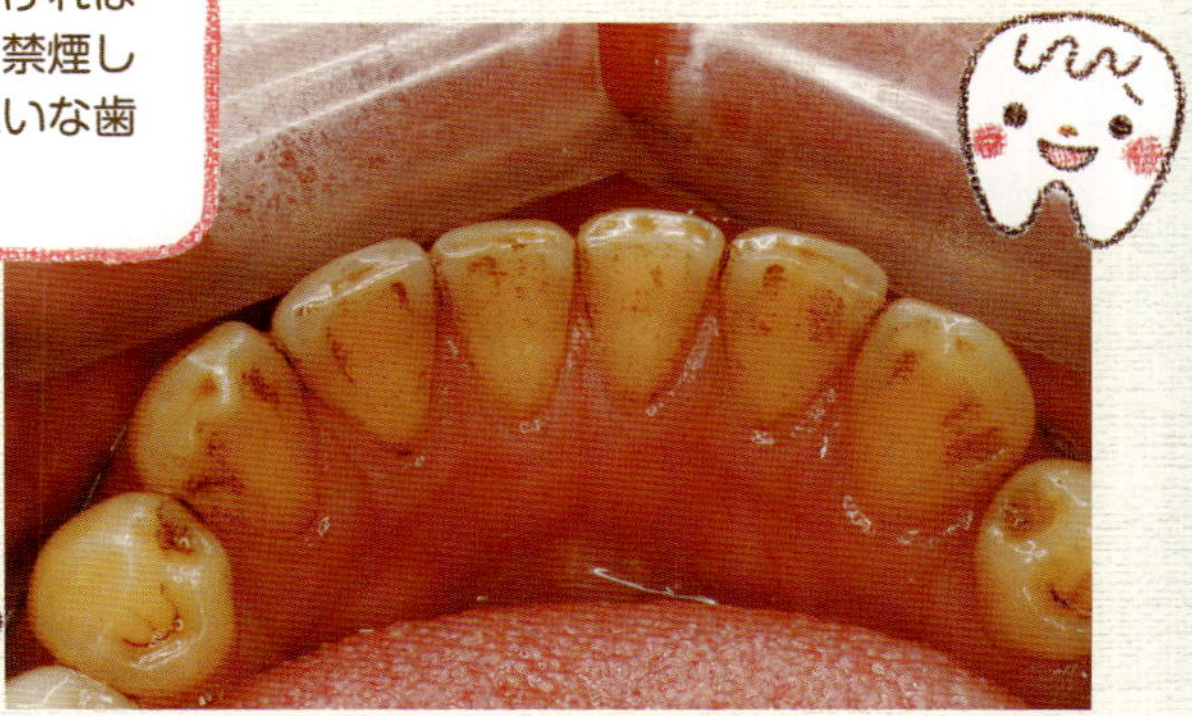

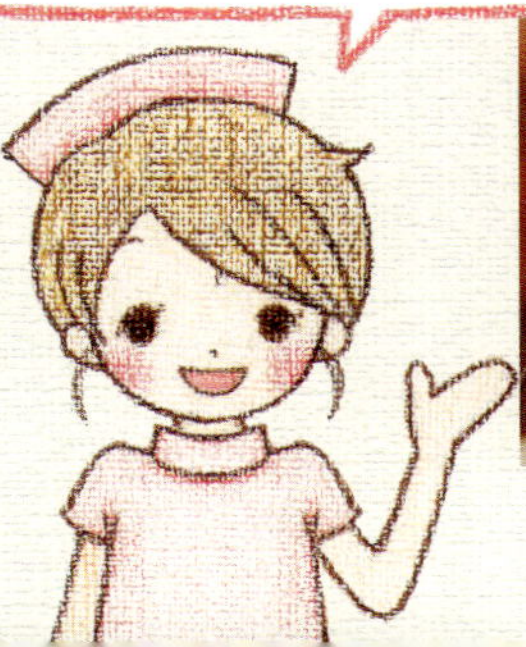

←詳しくは本文の 101 ページをご覧ください。

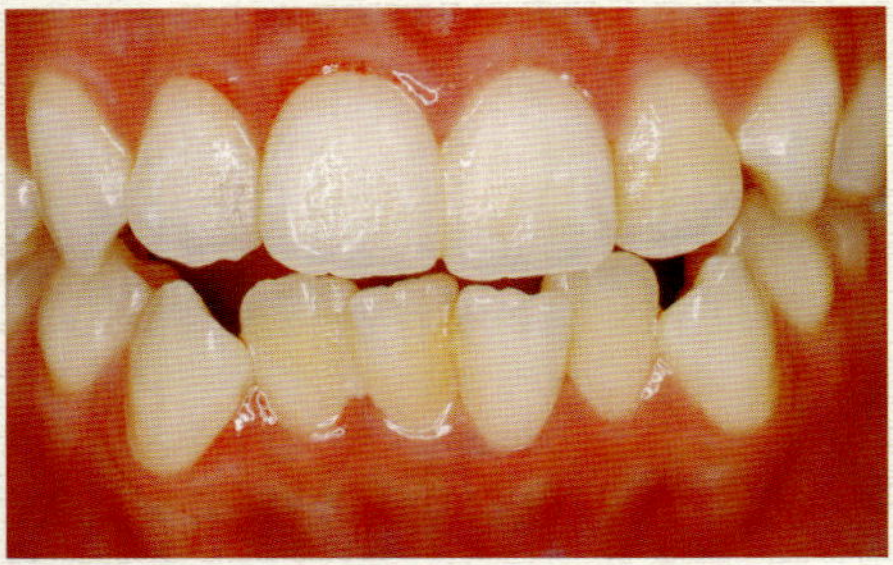

口絵11

20代の女性の歯です。表からは特に問題ないように見えますが、裏から見ると…。

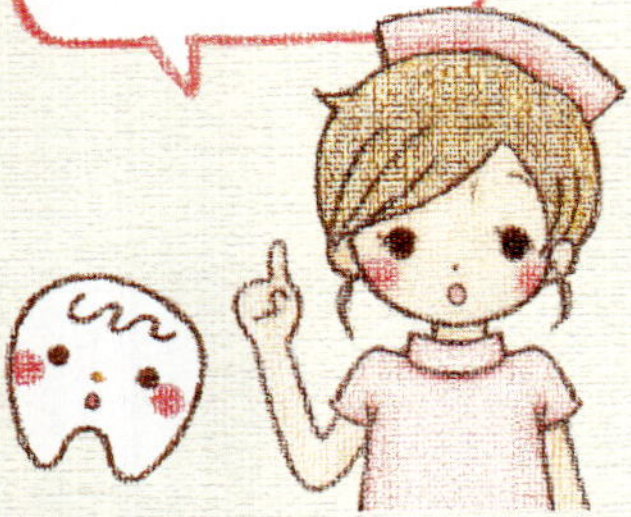

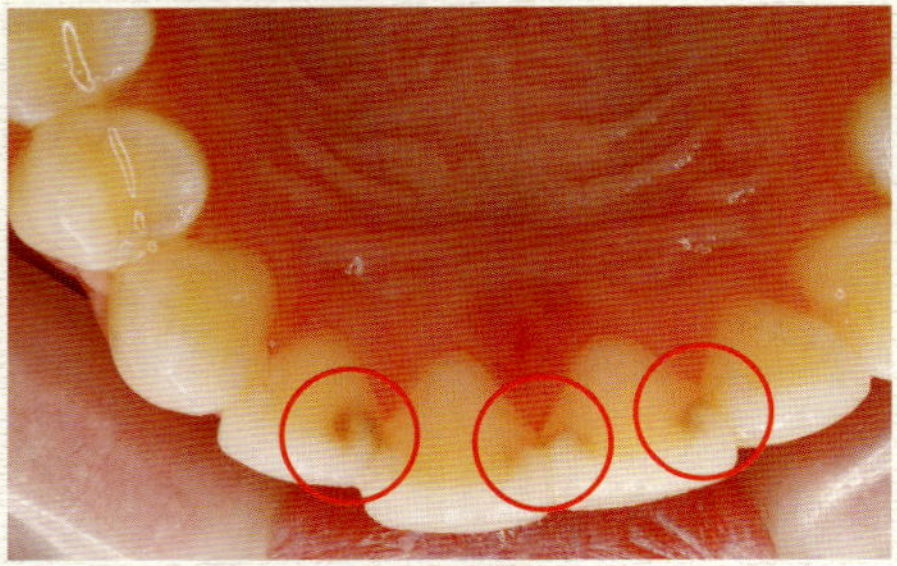

口絵12

歯の間が、むし歯になっていました。これを自分で気づくのは難しいですね。気づかないうちに進んでしまうのが、むし歯の怖さです。大切なのは定期検診で歯医者に通うこと。そのことに、ぜひ気づいてほしいのです。

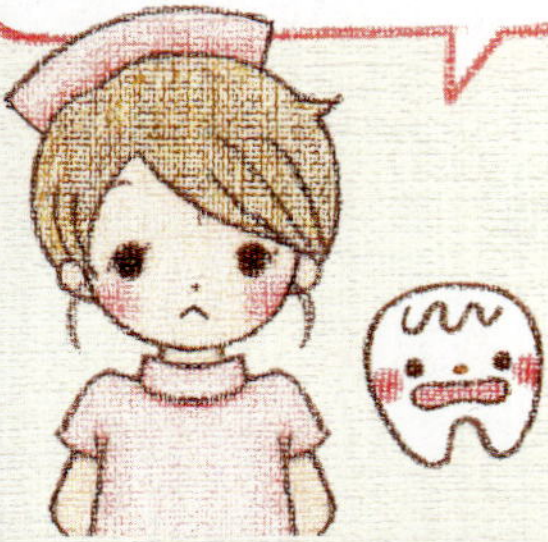

写真を見て、びっくりされたかもしれません。でも、この人が特別だから…ではなく、普通の30代の男性です。なのにどうして上の前歯だけ？それにはヒミツがあります。下の前歯が、むし歯になりにくい理由は…。

口絵13

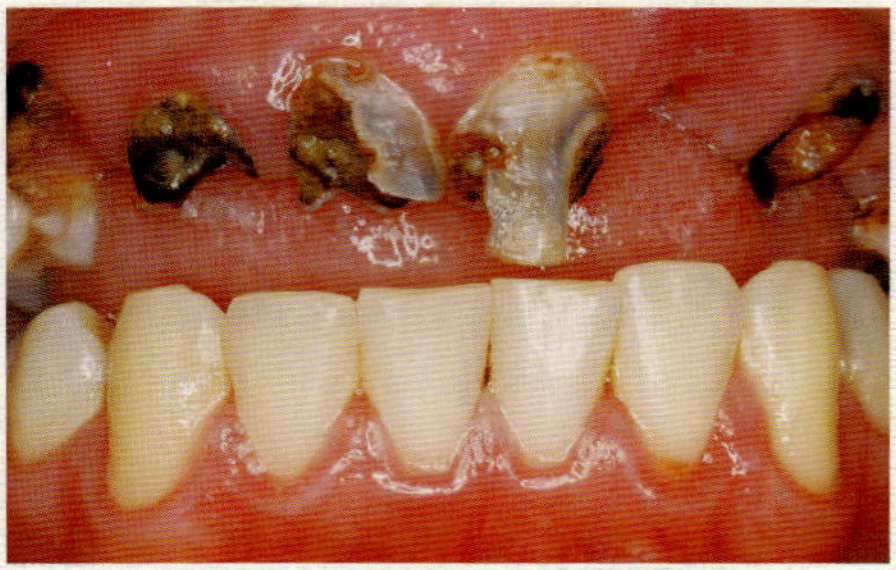

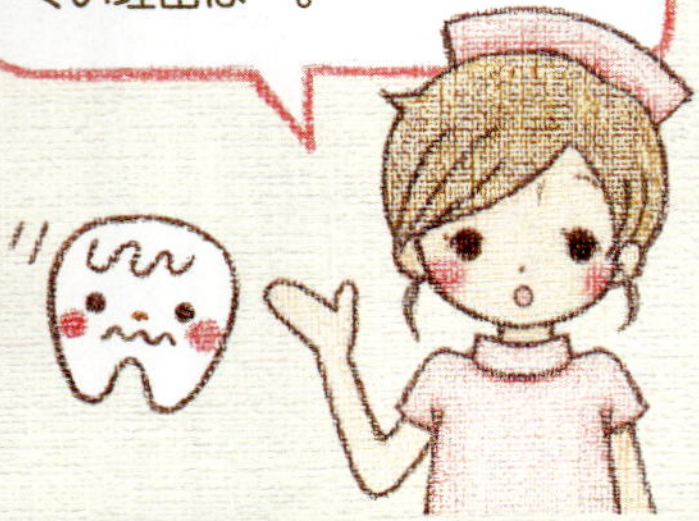

←詳しくは本文の30ページをご覧ください。

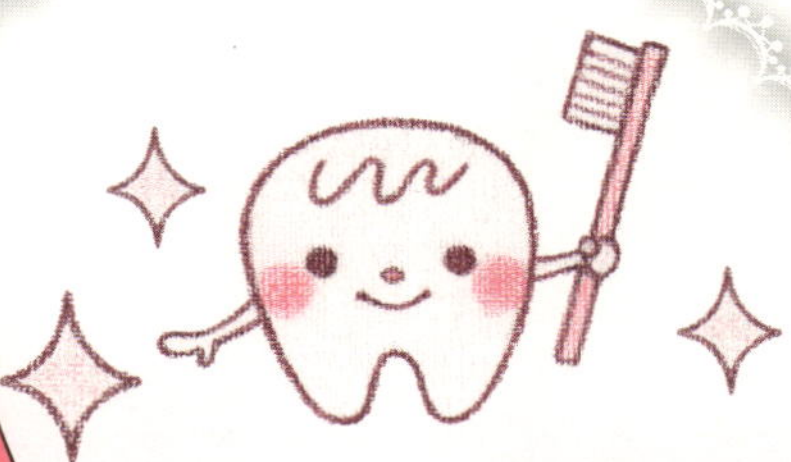

歯みがき革命！

歯みがきよりも大切なこと

歯科衛生士　我妻美夕紀［著］

ひなたかほり［絵］

◆はじめに

この本を読む前に知っていただきたいこと

この本は歯科衛生士が書きました。

みなさんは「歯科衛生士」という職業をご存じですか？

歯科医院にいる女の人──そんなイメージでしょうか。しかし、その中には歯科助手や受付の人もいます。そうした人たちと歯科衛生士との違いは、資格があるかないか、です。

歯科衛生士は国家資格です。

専門の学校や大学で3年以上（2010年改正）学び、卒業すると国家試験の受験資格が与えられます。そして国家試験に合格して、やっと歯科衛生士になれるのです。

歯医者さんが、むし歯を治す人だとしたら、歯科衛生士は、むし歯にならないように歯を守る人。つまり、予防のプロです。

そんな歯科衛生士の私が、この本を書いた理由を、お話ししましょう。

みなさんは、人の体が、むし歯にならないようにできていることを知っていますか？

そして、日本で一番多い病気が、歯周病だということを知っていましたか？

ほとんどの人は、体の健康には気をつかうのに、お口の中の健康については、症状が出るまで何もしません。

どうして気にならないのでしょうか。予防をすれば、いくらでも防ぐことができる、お口の中の病気に、多くの人が悩んでいるという、この現実。

この世界に入ってから、私は一般の人には知られていない歯科の常識が、たくさんあることを知りました。この歯科の常識を、多くの人が知っている「常識」にすることができれば、1人ひとりの人生は必ず変わるはずです。

そのためには、歯科医療の本質を変えていかなければなりません。

この本の中でも書いていますが、例えば日本の保険制度は、予防には使えません。

何より大切なのは、病気になる前の予防なのに……。

誰もが健康でいたいと願います。その願いを叶える方法が、「予防」なのです。


ちなみに、先進国の中で、日本人は最も歯が汚いと言われていることを、ご存じですか？

それは、この「予防」ができていないから。

そして「歯のメンテナンス」に通うことが習慣になっていないから。海外での常識が、日本では常識になっていないのです。

健康な口の中という点で、日本がどれだけ大きく遅れをとっているか、多くの人に気づいてほしい。そして、どんなに治療に通っても、本当に健康な口の中を手に入れるには、「予防」と「メンテナンス」抜きでは、決してできないということにも。

保険制度を変えたい。医療を変えたい。そこから日本を良くしていきたい。

私がしたいこと――。

そして、実際に私ができること——。

様々に考えた結果が、より多くの人へ情報を発信するということでした。

お口の健康が全身の健康につながり、それが心の健康へもつながります。

おいしい物を食べた時、楽しくおしゃべりしている時、人は笑顔になります。そして幸せな気持ちになります。


お口の健康を守る仕事は、人の幸せを応援する仕事だと思っています。

この本を通して、少しでも多くの人に、お口の健康の大切さをわかってもらいたい。

歯に悩む人だけでなく、今はまだ健康な人でも、思わず手に取りたくなるような、そんな「歯の本」であればいいなと思っています。


すべての人が、お口の健康を手に入れられることを、そしてこの国の歯科医療が良くなっていくことを、心から願っています。

たとえわずかな力でも、発信することで変わっていく。そう、私は信じています。

もくじ

第2章　本当に効果的な治療法・予防法とは？

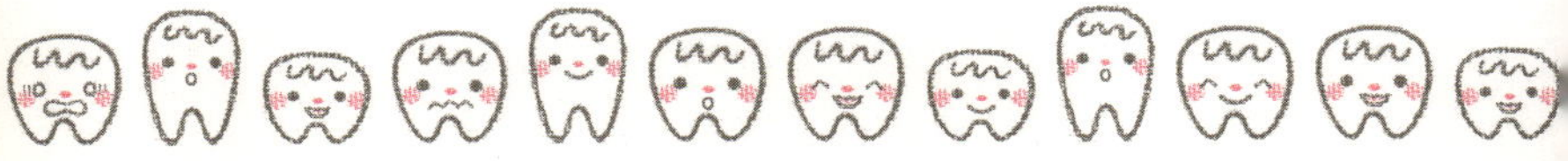

イラスト　ひなた かほり

装丁・本文デザイン　DOMDOM

第1章

むし歯にならない子の3つのヒミツ

ほんとはとっても簡単！
むし歯ゼロへの道

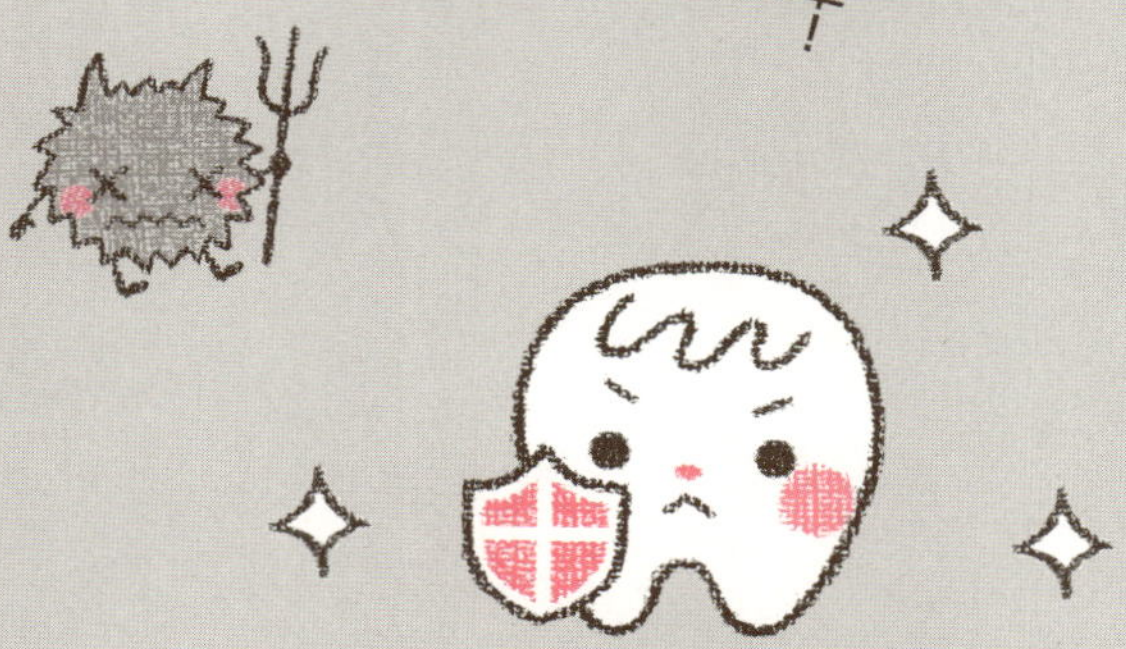

むし歯予防＝歯みがきは間違い？

あなたは今、むし歯予防のために何をしていますか？　やはり歯みがきでしょうか。私たちは子どもの頃から、むし歯にならないために、歯みがきをするよう教えられてきました。しかし、ほとんどの人が歯みがきをしているのに、むし歯ができています。どうしてなのでしょう。歯みがきによる、むし歯予防は、本当に正しいのでしょうか？

まず、むし歯ができる仕組みについて考えてみましょう。
むし歯ができるには、3つの登場人物が必要です。それは「歯」と「菌」と「糖」。この三角関係のバランスが崩れた時に、結果として、むし歯がつくられるのです。【図1】
どれか1つでも欠ければ、むし歯にはなりません。
例えば、総入れ歯の人は、むし歯になりようがありませんよね。しかし、歯が1本でもあると、この三角関係が成立します。

多かれ少なかれ、誰でも菌を持っています。また甘い物が苦手でも、食事をとらなければ生きていけません。糖は私たちが生きていく中で、エネルギー源として必須のものです。

となると、食べ物が口の中に入った時には、この3つが必ず登場することになります。すると、どのような状態になるのでしょうか。

口の中では食事のたびに、「脱灰」と「再石灰化」が繰り返されています（詳しくは巻頭の【口絵5】をご覧ください）。

このバランスがとれていれば、人の体はむし歯にならないようにできています。

しかも現在では、むし歯のメカニズムは解明され、むし歯にならない方法や対策も確立されています。

それなのに、むし歯になる人の数は数十年前

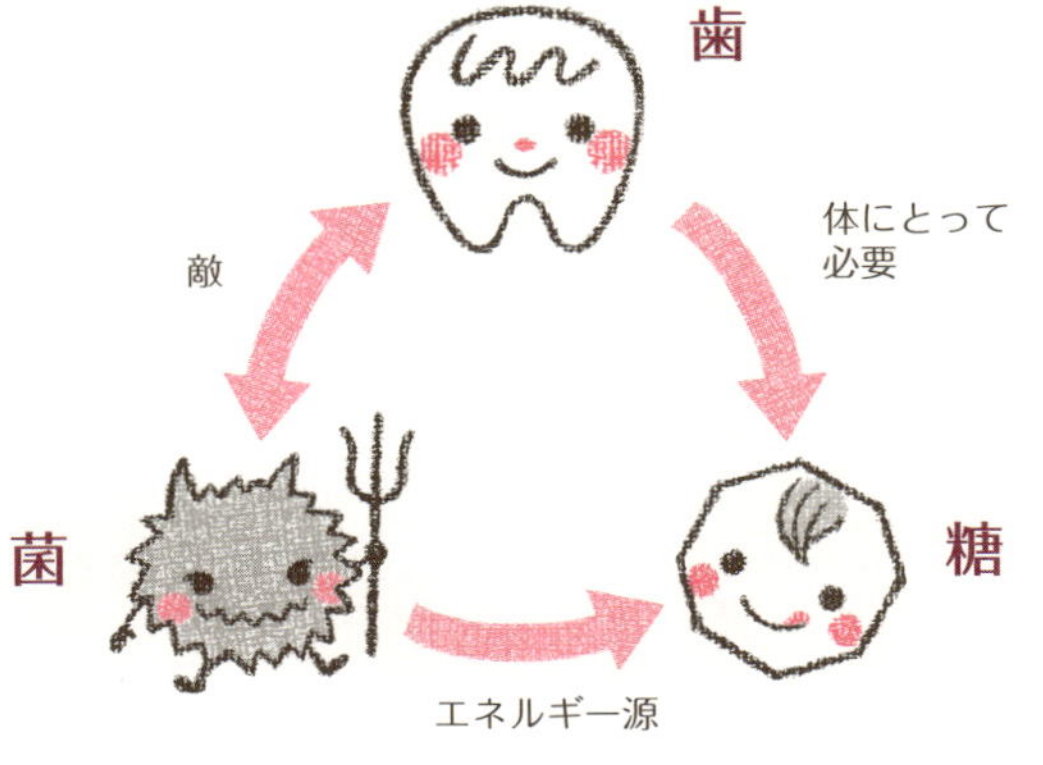

【図1】むし歯ができる三角関係。歯と菌と糖。

と変わっていません。歯科医院の数は、その間に何倍にも増えたのに……。

その原因は、教育が変わらないから、なのかもしれません。

「甘い物を食べると、むし歯になる」「歯みがきしないと、むし歯になる」。このような、ほんの一部の情報しか伝えられていないので、みんな中途半端になってしまうのです。

患者さんに教える側である歯科医師や歯科衛生士にしても、歯科の学校に入る前の、子どもの頃の教育がベースにあります。それは、むし歯があるのが当たり前という世の中。小学校や中学校では、むし歯ゼロの人が表彰されたりするくらい、誰もが何本かは、むし歯があるのが当然だという社会です。そのために、「治療」に重点をおいた歯科教育がなされているのかもしれません。

けれども本当に大切なのは、「どのように治すか」という技術をみがく前に、「むし歯を発症させないためにはどうすればよいか」であるはずです。原因をなくさなければ、むし歯はなくなりません。まずは、むし歯に対しての考え方そのものを変えていきましょう。

むし歯になるかならないかは、本当なら自分で決めることができるのです。

ポテトチップスとアイスクリーム、どっちが歯に悪い？

どのような時に、人はむし歯になってしまうのか——。

それは、【図1】の三角関係のバランスが崩れてしまった時でしたね。

「脱灰」に働く力が強くなったり、「再石灰化」に働く力が弱くなったりすると、「脱灰」が進んで歯が溶かされ続け、むし歯になってしまいます。

では、その原因は何でしょうか。そこには3つの大きなヒミツがあります。

むし歯の原因　ヒミツ1
甘い物＝虫歯の原因とは限らない

ここで1つ質問です。ポテトチップスとアイスクリームでは、どちらがむし歯の危険性が高いと思いますか？　普通に考えるとアイスクリームのような気がしますが、実は「甘いから歯に悪い食べ物」で、「甘くないから歯に良い食べ物」ではないのです。

子どもの頃から、甘い物を食べると、むし歯になると教えられてきましたよね。むし歯菌は甘い物が大好物。それは間違いありません。甘い物に含まれている砂糖の主成分である「ショ糖」が、むし歯の原因になる「酸」を一番つくりやすいのです。

ではショ糖をとらなければ、むし歯にはならないのでしょうか。


実は私たちのエネルギー源であるブドウ糖や、果実に含まれる果糖など、ほかの糖類でも酸はつくられます。また、ほとんどの料理や食品には、多少なりとも糖が含まれています。つまり、甘い物をとらなくても、毎回の食事のたびに酸はつくられているのです。

食べ物が口の中に入ると、2～3分でプラーク（＝歯の表面のネバネバした汚れ）が酸性に傾いて、歯の表面を溶かし始めます。これが「脱灰」です。

その後、唾液の力で約20～40分かけて歯の表面を元どおりに治していきます。これが「再石灰化」です（詳しくは巻頭の【口絵5】【口絵6】をご覧ください）。

ここで時間に注目してください。脱灰は2～3分で始まるのに、再石灰化には20～40分もかかります。

つまり、再石灰化で歯の表面が元に戻る前に食べ物が入ってしまうと、また脱灰が始まって、歯の表面はどんどん溶かされていってしまうのです。

そのために、アイスクリームのように、糖分は多いけれど流れやすくて歯に残らない物より、ポテトチップスのように、甘くはないけれど長時間、口の中に残ってしまう物の方が、むし歯の危険性が高いこともあります。しかも、ポテトチップスなどのお菓子は、だらだらと食べ続けてしまうことが多いので、よけいに脱灰の時間が長くなってしまいます。

最も危険なのは、甘くて口の中に残りやすい食べ物です。例えば、キャラメルや、クッキー、あんこなど。

それから、酸性で歯を溶かす恐れのある飲食物も危険です。ワインやお酢、グレープフルーツやレモンなどの柑橘系の食べ物も、実は歯には危険だということを、ご存じでしたか？

酸が含まれる飲食物をひんぱんにとっていると、再石灰化が間に合わず、むし歯と同じように歯を溶かしてしまうのです。夜寝る前に黒酢ドリンクを飲むのを習慣にしていたり、お肌のためにと、ビタミン豊富なレモンやグレープフルーツを毎日必要以上に食べていた

【図2】歯に悪い食べ物

●甘くて口の中に残りやすいもの

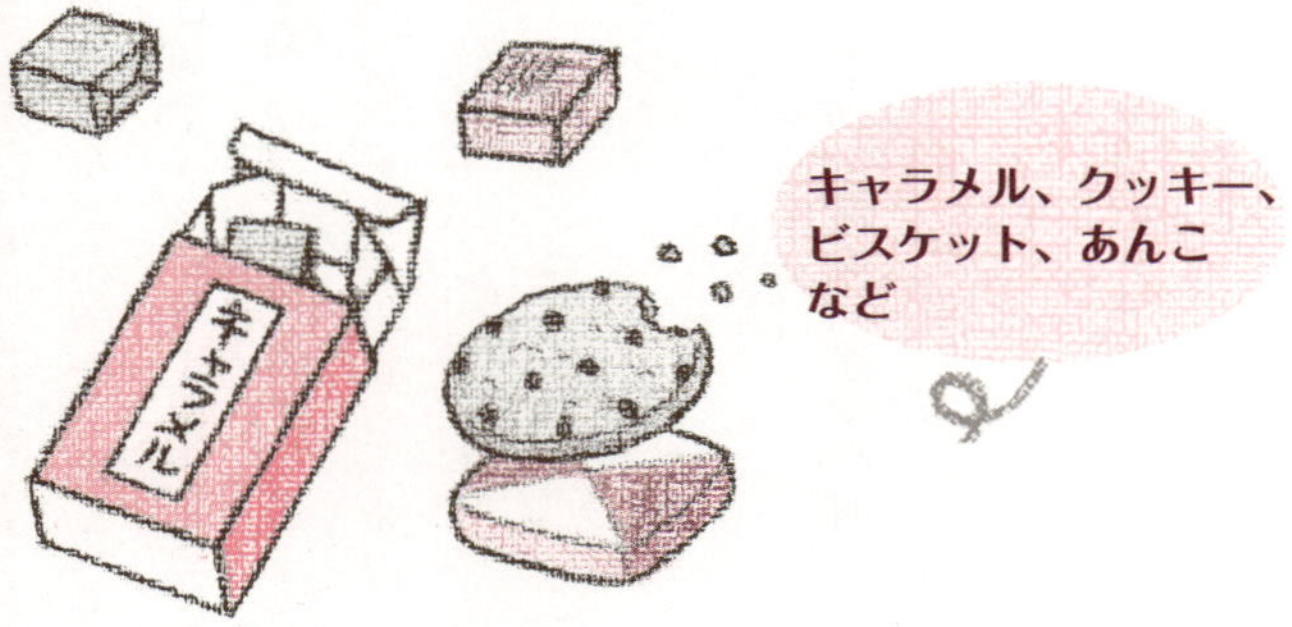
キャラメル
キャラメル、クッキー、
ビスケット、あんこ
など

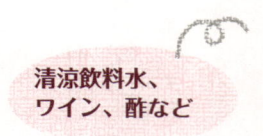

●酸性で歯を溶かす恐れのあるもの

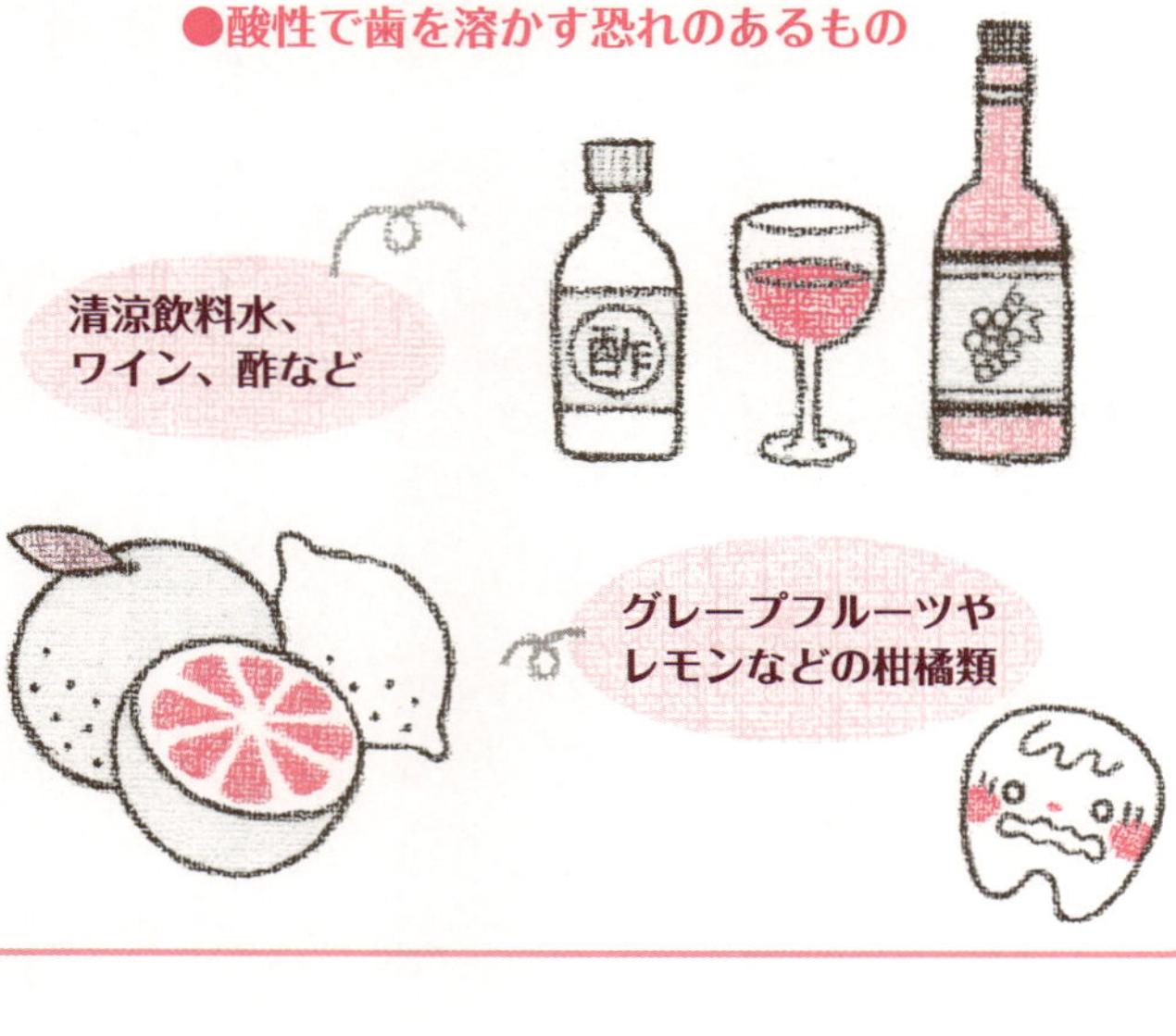
清涼飲料水、
ワイン、酢など
酢
グレープフルーツや
レモンなどの柑橘類

りして、歯が溶けてしまった人もいます。

もちろん、これらを決して飲食しないように、というわけではありません。問題なのは、ひんぱんに口に入れてしまうこと。酸性の飲食物をとることで、口の中が酸性に傾いている時間が長くなってしまうことが危険なのです。

また、スポーツ飲料や栄養ドリンクも、実はとても酸性が強いので、就寝前に飲んで、そのまま寝てしまうと、かなり危険です。野菜ジュースや乳酸飲料も酸性なので、お子さんに与える時は注意しましょう。長時間かけて、ちびちび飲むことや、飲んですぐ寝かせてしまわないように注意してください。

このような酸性の飲食物をとった時の対策としては、お茶や水で口をすすぐようにすること、そしてすぐに歯みがきをしないことです。

ここは、気をつけてくださいね。食後すぐに歯をみがいてはいけないのです。酸によって歯の表面が溶け始めている状態で、歯ブラシによる刺激を与えてしまうと、よけいに歯が削れてしまうことがあります。

再石灰化で歯の表面が元に戻るまで、30分くらいは歯みがきをひかえましょう。ほかにも、食後にシュガーレスのガムを噛むことや、歯みがき時にフッ素入りの歯みがき粉を効果的に使うこともオススメです（詳しくは51ページをご覧ください）。

酸性の飲食物に限らず、間食を何度もとるような食習慣を持つ人は、常に口の中が酸性に傾いていて、再石灰化できる時間がないため、むし歯の危険性がとても高くなります。ポイントは「脱灰」と「再石灰化」の時間が、トータルで、どちらがどのくらい長いか、なのです。

間食をすること、飴、ジュース、砂糖の入ったコーヒー、酸性の飲食物などを、ひんぱんに口に入れてしまうことが問題で、その時すでに歯は溶け始めています。

むし歯予防においては、歯を溶かさないようにすること、つまり「再石灰化」がスムーズに行えるように、食事のとり方を正しくすることが、とても重要になります。

大切なのは夜の歯みがき！

むし歯がつくられる時に、プラークがどれくらい口の中にあるのか——これも重要なポイントになります。

プラークという言葉を聞いたことがありますか？　別名「歯垢《しこう》」と呼ばれるもので、こちらの方が、なじみはあるかもしれませんね。プラークを食べかすのことだと思っている方もいるかもしれませんが、そうではありません。プラークは、口の中の菌が砂糖（糖分）を分解してつくられるもので、プラーク1グラムの中には、なんと1億以上もの菌がいます。プラークとは、いわば菌の塊なのです。

脱灰はプラークがついている歯から始まります。みがき残しで、むし歯ができやすいのはこのためです。

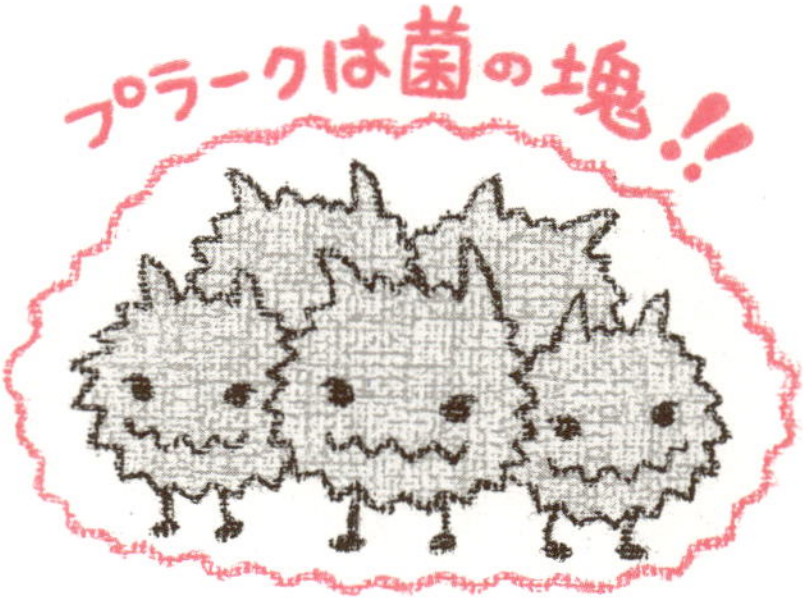

プラークは1日でつくられます。つまり1日に一度は、口の中のプラークを徹底的に掃除する必要があるのです。1日に一度といっても、朝昼夜の、いつでもいいというわけではありません。

それは夜寝る前。一番効果的なタイミングがあります。お風呂で1日の汚れを落とすように、夜の歯みがきで徹底的に口の中をきれいにしておくことが、とても大切です。

というのも、寝ている間は「再石灰化」をしてくれる唾液が、ほとんど出ていないからです。眠っていて、よだれが出ることもあるので、睡眠中に唾液が出ていないイメージはないかもしれませんが、実際は起きている時の10分の1にも満たないのです。

そのため、寝る直前に、食べ物や甘い飲み物を口に入れてしまったら最後、寝ている間ずっと「脱灰」され続けてしまいます。

また、歯みがきをしないで寝ると、口の中のどこかに必ず食べかすが存在することになります。そこで菌たちがどんどん繁殖して、プラークをつくってしまいます。

プラークは、歯の間、歯ぐきの境目、奥歯の溝などに溜まりやすく、じわじわと歯を脱灰していきます。

また唾液には「質」があり、再石灰化をしてくれる、さらさらした唾液は、噛むことでたくさん出てきます。寝ている間は、そのさらさらした唾液はストップしてしまい、粘りのある唾液が少し出ているだけ。寝起きに口の中の粘つきを感じるのは、そのためです。

寝る30分くらい前に何かを食べたり、甘い物を飲んでそのまま寝てしまうと、その間は唾液の恩恵を全く受けられず、歯は最大の防御ができずに菌に負けてしまうのです。

つまり、寝る前の飲食が最も危険！　寝ている間は唾液がほとんど出ないので、再石灰化できません。

結論としては、「何を食べるか」よりも「何回食べるか」、そして「いつ歯をみがくか」、口の中に食べ物や甘い飲み物が入っている「時間」が問題なのです。

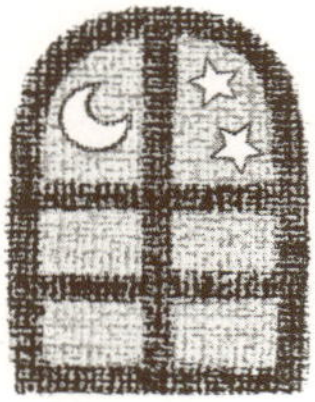

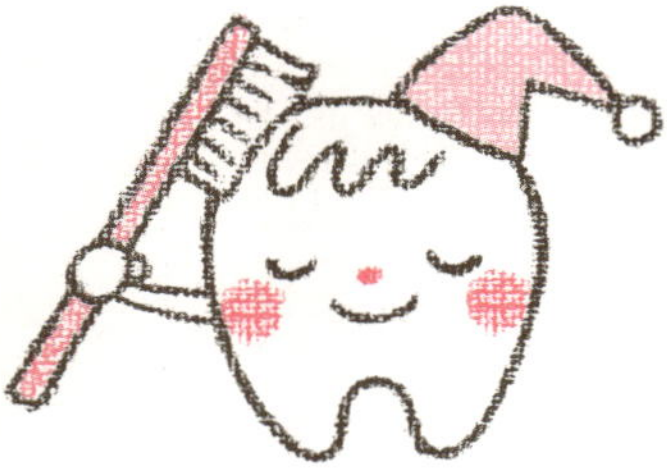

むし歯になる人と、ならない人がいるのはなぜ？

みなさんの周りには、今まで一度も、むし歯になったことがない、という人はいませんか？真面目に歯みがきなんてしなさそうな子が、「むし歯のない子」で表彰されたり……。

その理由は、むし歯になりやすい人と、なりにくい人がいるから。むし歯のなりやすさは、人によって違うのです。

では、むし歯の多い少ないは、生まれつき遺伝で決まっているのでしょうか？

いいえ、そんなことはありません。むし歯で苦労した人が、自分の子には同じ思いをさせないようにと気をつけた結果、むし歯が1本もできなかったというケースもあります。

つまり、遺伝は関係ないのです。

それなら、どのようなことに気をつけていれば、子どものむし歯を防ぐことができるのでしょうか。

むし歯の原因　ヒミツ2
口の中のミュータンス菌の数

ミュータンス菌は、むし歯の一番の原因菌で、むし歯菌の中でもボス的な存在。実はこのミュータンス菌が、むし歯のきっかけをつくっているのです。

ミュータンス菌は感染する菌で、日本人のほとんどが感染しています。

ここで注目してほしいのは、ミュータンス菌の数は人それぞれ違うということ。

口の中にミュータンス菌がほとんどない人もいれば、100万以上の菌を持っている人もいます。数が多ければ多いほど、むし歯になりやすいのは間違いありません。

人の口の中では、歯が生えることで、菌のすみかができてきます。やがて、たくさんの種類の菌が口の中に登場し、歯が生えそろって口内環境が安定してくると、菌の種類や数も安定してきて、口の中に菌たちの世界がつくられます。

その世界の中で、ミュータンス菌の占める割合がどのくらいなのか。それが、むし歯のリスクを左右します。

しかもミュータンス菌は、一度口の中にすみついて数が決まると、そのもともとの割合が減ることはありません。

では、ミュータンス菌の数は、いつどこで決まってしまうのでしょうか。

先ほどお話ししたように、遺伝ではありません。

まず、生まれたばかりの赤ちゃんの口の中には、ミュータンス菌はいません。歯が生えそろうまでの期間に、保育者（親など）がどのように子どもに接するかで、ミュータンス菌の数が決まってきます。

例えば、ミュータンス菌を持っているお母さんやお父さんが使ったお箸やスプーンなどを、そのまま子どもの口の中に入れてしまうと、それで菌がうつり、広がっていきます。キスでむし歯菌がうつるなどというのを、聞いたことがあるかもしれませんね。

つまり、むし歯は感染症なのです。

一度口をつけたものを、そのまま使えないとなると、とても気をつかわなくてはならないと思ってしまうかもしれませんね。

しかし、そこはそれほど神経質にならなくても大丈夫です。

少しの菌が、たまに入ってくるくらいでは、そのまま口の中にすみつくことはなく、出て行ってしまいます。

では、どうなると菌がすみついてしまうのでしょうか。

ここでポイントとなるのが、またしても「食習慣」です。

糖が口の中に入ると、それをエネルギーにミュータンス菌がどんどん繁殖して、一時的に菌の量が多くなってしまいます。すると、体が菌を追い出すことができなくなって、だんだんすみついてしまうのです。

つまり、

「ミュータンス菌との接触」＋「糖の多い食習慣」＝「ミュータンス菌の感染・定着」

⬇むし歯になりやすい子ども

となるのです。これは、菌そのものは遺伝しないけれども、同じ環境で生活する家族が、同じような口の中になっていく可能性はあるということです。

「歯が悪いのは遺伝なのかな？」と思われがちな理由もわかりますね。

このようなことを理解しないまま子育てをすると、知らず知らずに自分（親）と同じような口内環境を、子どもにつくってしまうことになります。

例えば、もともと多量のミュータンス菌を持っているお母さんが、しかも甘い物を食べても歯みがきをしないでいると、口の中はさらに菌でいっぱいになります。

そのお母さんの口に入れたスプーンで、お子さんに食事を与えてしまうと、たくさんの菌が子どもの口の中へ入っていってしまいます。

そのため、口の中がキレイなお母さんの子どもと比べると、ミュータンス菌の感染率が、ぐっと高くなってしまうのです。


まず大切なのは、自分自身がどのくらいミュータンス菌を持っているのかを、知っておくこと。その結果、たくさん持っているとしたら、まずは自分のお口のケアをしっかり行うことです。

一緒に生活する以上、どうしても菌は子どもの口の中に入ってしまいます。お子さんへうつさないよう神経質になるよりも、自分の菌をなるべく抑えることが、子どもに感染させないポイントになるのです。

結果として、それが口内環境を整えるきっかけとなり、お子さんだけでなく自分のためにもなることでしょう。

口うつしやキスで感染したり、子どもの喜ぶ甘い物で定着するミュータンス菌。

そう考えると、子どもがたくさんのミュータンス菌を持っているのは、ご両親の愛情の証ともとれますね。

お子さんへの愛情はそのままでいいのです。ただ現状を受け入れて、これからどうしていくのかが重要になります。

これから親になる方はもちろん、今ある歯をこれからも大切にしていきたい方は、一度歯科医院でミュータンス菌の数を調べてみてはいかがでしょうか。

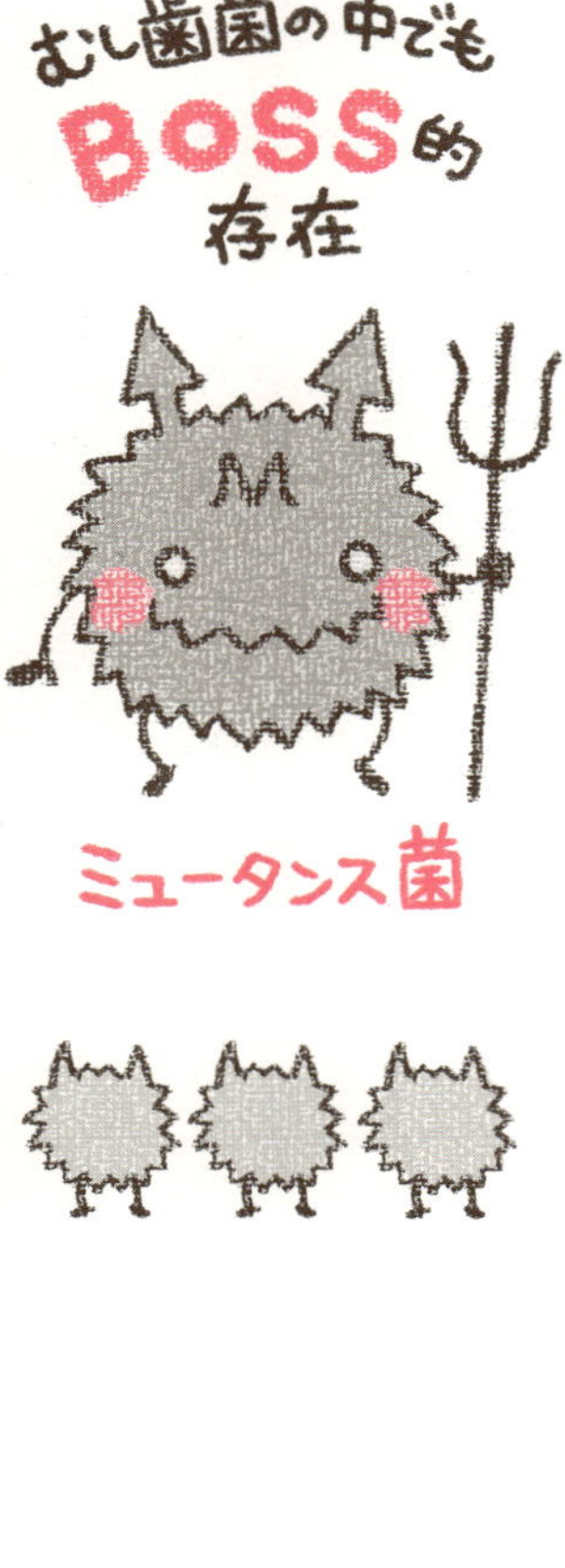

むし歯菌の中でも
BOSS的
存在
ミュータンス菌

人の体は、むし歯にならないようにできている！

むし歯の原因　ヒミツ3
体の抵抗力（主に唾液の力）

巻頭ページの【口絵13】をご覧ください。上の前歯が、ひどいむし歯になっているのがわかると思います。しかし、下の前歯はとてもキレイですよね。もちろん、これは同じ人の口の中です。どうして下の前歯は、むし歯にならなかったのでしょうか……。

そのヒミツが「唾液の力」にあるのです。

もともと人間の体には、むし歯菌が出す「酸」と闘おうとする抵抗力があります。唾液や歯の質などが、その力となりますが、これも人によって差があります。

例えば、ミュータンス菌をたくさん持っていて、歯みがきも上手ではないのに、むし歯ならない人もいます。それは、この体の抵抗力に秘密があります。

唾液は、再石灰化という働きをしてくれるということを、前にお話ししました。ここでもう少し細かく、唾液の働きを見てみましょう。

◆唾液の4つの働き

- **洗浄作用**……歯の表面の食べかすを洗い流してくれる。
- **抗菌作用**……プラークをつきにくくする。
- **緩衝作用**……酸を中和する。
- **抗脱灰作用**……酸によって歯が溶ける働きを低下させ、再石灰化を促進する。

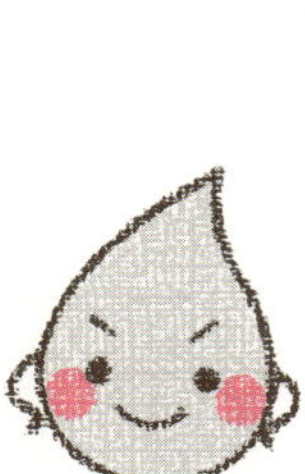

唾液はこのような優れた働きをしてくれるので、**唾液がたくさん出る人ほど、むし歯にはなりにくい**、ということになります。

この「たくさん出る」というのは、具体的にどれくらいの量が理想的なのでしょうか。

ちなみに、唾液は何もせずにリラックスした状態では、あまり出てきません。そして緊張すると、ますます少なくなります。緊張で喉がカラカラになったという経験も、あるかもしれませんね。

体は気まぐれで唾液を出し続けているわけではなく、体なりに唾液の活かし方を知って出ています。

唾液が一番活躍できる時、それは食事する時です。

唾液には消化を助ける役割もあります。消化はすでに口の中から始まっているのです。それから熱い物が入った時に冷ます役割や、舌に味覚を伝える役割などもしています。

食事が始まると、食べ物を噛むことで脳に合図が行き、「出番だ！」とたくさんの唾液が出てきます。この時に出る唾液を「刺激唾液」といいます。

この唾液の量が、5分間に10ミリリットル以上出るのが理想的ですが、少ないと1ミリリットルほどしか出ない人もいます。

唾液の量は年齢と共に減少することが多いため、高齢になってから一気に、むし歯が増えてしまうことがあります。またストレスや体調によって唾液が少なくなったり、ほとんどの薬は副作用で唾液が減少してしまいます。

このような唾液の量の変化によって、いきなりむし歯ができることも少なくありません。それくらい、唾液は普段から、むし歯と闘ってくれているのです。

唾液に勝ち続けてもらうために私たちにできるのは、「よく噛むこと」です。

ですので、たくさん噛んで、唾液を応援してあげましょう。

もう1つ、唾液の量だけでなく「質」も大切です。では、唾液の質とは、何を指すのでしょうか。

それは「緩衝能」という、酸を中和する力のことです。

唾液の働きの結果に「再石灰化」がありますが、それは酸性に傾いた口の中を中性に戻すことで、歯の表面を元に戻してくれるという働きでしたね。ちなみに唾液は、水の千〜十万倍も中性に戻す力が強いのです。

千〜十万倍——。幅がありますね。つまり、これも個人差があるということです。緩衝能が高いと、口の中をより早く中性に戻してくれます。

ということは、再石灰化しやすく、むし歯にはなりにくいのです。弱い唾液を強い唾液にする方法はありませんが、唾液の量が多い人は、質も良い傾向にあります。

唾液を出しやすくするには、たくさん噛むことのほかに、何も口に入っていない状態で、舌を使って、歯や口の中をみがくのが効果的です。口の中にある、唾液の出る所を刺激してあげることや、舌を動かすことで、唾液が出てくるようになります。

ここでまた、先ほどの話に戻りましょう。

どうして下の前歯だけ、むし歯にならなかったのか。それは下の前歯の裏側の近くに、唾液が出てくるところがあるから。そのため、下の前歯は常に唾液にさらされているのです。理由はたったそれだけ。

ちなみに、みがき残しをチェックする染め出し液を使って、上と下の前歯を比べてみると、ほとんどの人が圧倒的に下の前歯の方がみがけていません。つまり、歯みがきよりも、唾液の力が、むし歯予防に効果的なのです。

そして、唾液の恩恵を受けやすいかどうかで、同じ口の中でも、むし歯になりやすいところ・なりにくいところがある、ということです。

個人差で見ると、唾液だけをとっても、むし歯に対する抵抗力が強い人もいれば、弱い人もいます。またミュータンス菌にも個人差があり、多い人も少ない人もいます。

もしも検査で「ミュータンス菌が多くて、むし歯に対する抵抗力が弱い」という結果が出て、自分はむし歯になりやすいのだとわかっていたら……。

意識して、しっかり歯をみがいたり、甘い物をひかえたり、定期的に歯科医院でむし歯のチェックを行うようにしますよね。

例えば、風邪やインフルエンザなどに対しての予防の仕方も、社会に出てから、より気をつけるようになったのではないでしょうか。

責任というプレッシャーや、体調を崩してしまった時の辛さを経験することで、だんだん自分の体の変化を敏感に感じとれるようになっていきます。そうすることで、予防接種を受けたり、日々の対策をそれぞれが自分に合った方法で行うようになりますよね。

これは大人だからできること。

子どもは自分の欲求をコントロールすることができません。風邪をひくとわかっていても、遊びに夢中になったら、寒い中でもおかまいなしです。

むし歯になるといっても、食べたければ食べるし、眠ければ歯もみがかずに寝てしまいます。——あ、これは大人の中にも、そのような人がたくさんいますよね。

風邪などの病気には気をつけるのに、なぜかお口の病気には鈍感な方が多いようです。

今まで口の中のことで辛い経験をしたことがなかったり、歯周病や入れ歯なんて、自分にはまだまだ先のことだと思っているからかもしれません。

でも、それは「今」しか見えていないから。

今の状態だけを見て、「これからの自分」を知る機会がないから、なんとなく歯みがきして、何かあったら歯科医院へ行く、というような選択肢しか持てない人が多いのではないでしょうか。

でも、自分自身がどのようなリスクを持っているのかわかっていれば、今の自分に足りない部分を補うような、本当の意味での予防をしっかりと行うことができるはず。

予防法は人それぞれ違います。自分はどこに重点をおけば良いのか、やるのなら効果的に、そして効率よく行っていきたいですよね。

今までお伝えしてきた、むし歯の原因のうち、ミュータンス菌の数と唾液の抵抗力は、歯科医院で調べることができます。その結果に合わせて、食習慣のコントロールと歯みがきを行うことで、むし歯になりやすい人でも、むし歯の発症を防ぐことができます。

本来、人の体は、むし歯にならないようにできているのです。

体が、がんばって闘ってくれているのですから、私たちも自分の体が無理なく闘えるように準備してあげましょう。

第2章

本当に効果的な治療法・予防法とは？

価値観を変えれば歯が変わる！

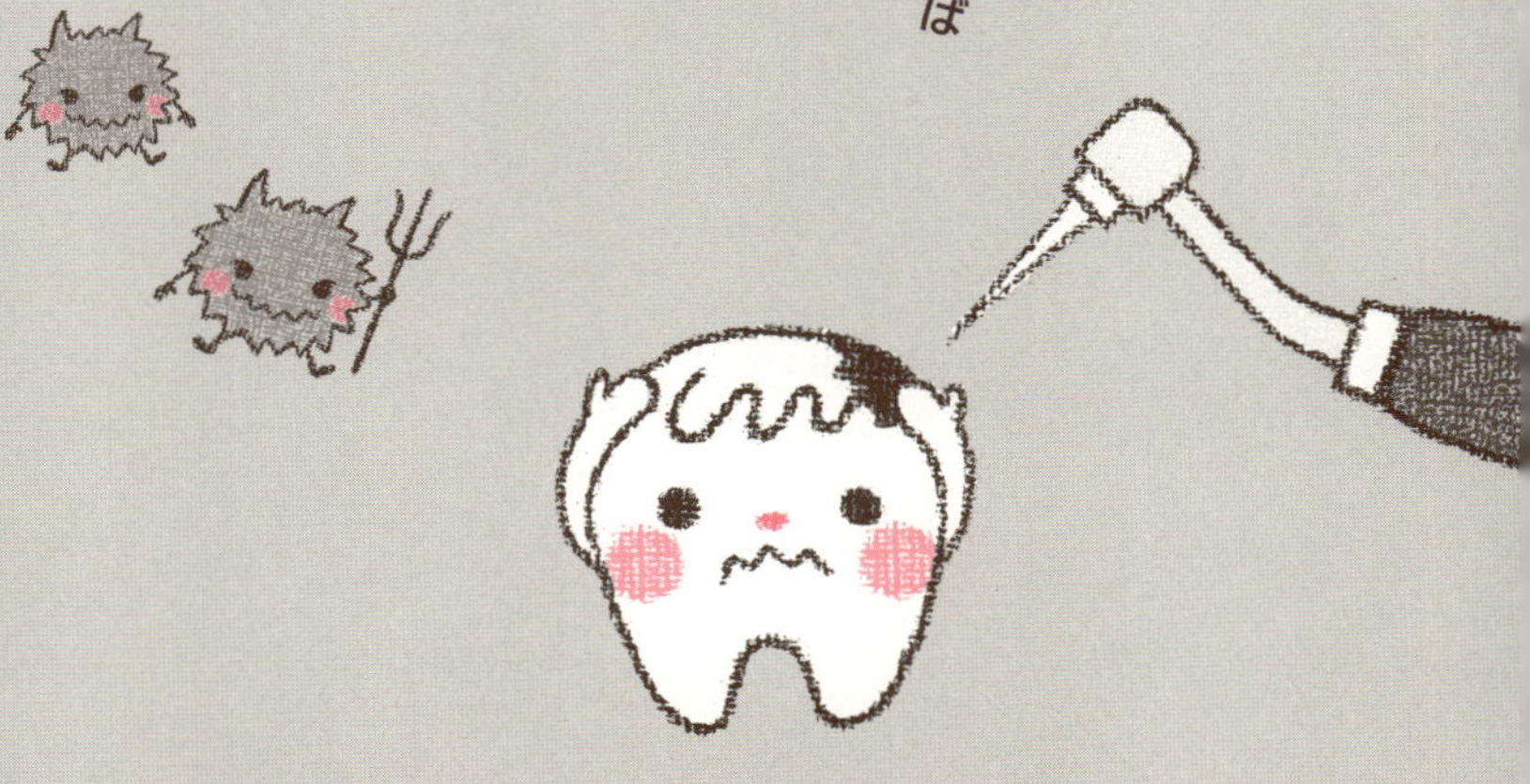

むし歯を治したのに、またそこがむし歯になるのはなぜ？

「治療した所が、また痛くなってしまった」「詰め物が取れたので、そのままつけてもらおうと歯科医院に行ったら、中がむし歯になっていると言われた」

などの経験をお持ちの方も、多いのではないでしょうか。

一度治療をして、むし歯は治ったはずなのに、どうしてでしょう……。

それは、「むし歯」というのが、歯が溶けて穴があいてしまうという、歯の表面上の問題だけではないからです。

歯の中まで、どんどん菌が入っていって「感染」してしまう。そのことにこそ、大きな問題があるのです。

むし歯の治療は、その感染が広がらないように、すでに感染してしまった歯の部分を取り除くことが必須です。そして、なくなってしまった歯の部分は、人工物で修復します。

しかし歯はとても小さなものです。歯科では、何ミクロンという細かい作業を行っています。

となると、ほんの少しの差でも、予後は大きく違ってきます。この「ほんの少し」は、歯科医師による判断や技術の差、そして患者さん自身の持っている、むし歯への抵抗力で変わってきます（ここでいう抵抗力とは、唾液の量・質、むし歯菌の数、全身疾患、歯みがきの上手さなどを含めたものです）。

例えば……。

小さなむし歯ができました。

早期発見・早期治療ということで、すぐに削って治すことになったとします。「削って治す」と決めたら、「取り除かなければならない、むし歯の部分のみを取りきり、適切な詰め物を、唾液に触れることなく詰めることができているか」が予後を大きく左右します。

この時、本当に正しい治療をするには時間がかかります。決して30分以内で終わってしまうようなことはありません。

今まで、そんなに時間をかけて、小さなむし歯の治療を受けたことがありますか？

患者さんの立場としては、早く終わらせてほしいという気持ちもあると思います。しかし、中途半端な治療によって、また、むし歯になるよりは、一度できちんと完璧に治してもらいたいですよね。

短時間で治療が終わることには、次のような落とし穴があります。

まず、キーンと音のする歯を削る器械で一気に削ると、むし歯以外の健康な所まで、一緒に削ってしまうことがあります。これでは人工的に、(歯医者さんが)むし歯を大きくしているようなものです。

それとは反対に、むし歯の取り残しも、もちろん危険です。

取り残さないためにも、むし歯の有無を調べる検査液や、器械を使いながら、少しずつ丁寧に取っていくことが重要です。この時、使用するのは手でカリカリと削る器具か、ゴトゴトと響く、少しずつしか削れない器械です。

キーンという、あの独特の音のする歯を削る器械は、小さなむし歯を取る時ではなく、歯の形を整える時や、歯を大きく削る必要のある時などに使います。

もちろん患者さんには、どんな器具が使われているのか見えません。しかし感じることはできます。治療の時に、その違いを感じてみてください。そんな余裕を持って治療に臨むと、意外と楽しくなるかもしれませんよ。

ここまでが、「むし歯を取る作業」のポイントです。


次は、その取った所を修復しなければなりません。

詰め物をする時や、被せ物をつける時、一番じゃまになるのが唾液です。いつもは歯を守ってくれている唾液ですが、この時ばかりは、じゃまもの扱いしなければなりません。

というのも、唾液そのものには良い成分がたくさん入っていますが、口の中にいる菌と触れ合っているため、唾液には菌が混ざってしまっているのです。

つまり、詰め物や被せ物と歯の間に唾液が少しでも入ると、菌も一緒に詰めてしまうことになります。

唾液は口の中のいろんな所から出ているので、入らないようにするのはとても大変です。

詰め物をする時に一番効果的な方法は、ラバーダムという、ゴムのマスクのようなものを歯につけること。これで口全体を覆うことができるので、今までに経験したことのある方なら、すぐにわかると思います。

ラバーダムをすると、唾液は入らなくなって、しっかり乾燥させることができます。ただし、状況によっては、ラバーダムを使用できないこともあります。その場合は、ほかの方法でしっかりと防湿していかなければなりません。

口の中の湿り気は、歯に何かをつける時や詰め物をする時には良くない環境です。濡れている紙に糊をつけても、くっつきませんよね。

唾液が入らないことと、しっかり乾燥できる状態で行うことが、「歯の修復作業」のポイントなのです。

それからもう1つ、その治した所が、きちんと元の歯のようになっているかも大切です。すき間や段差があると、そこから再び、むし歯になる可能性が高くなります。

また、噛み合わせが変わってしまうと、口の中だけではなく、体のいろいろな所に不調が出てきてしまいます。

「削ること」と「修復すること」に手を抜かず、時間をかけてでも正しい治療をすれば、何度もむし歯になることなく過ごしていくことができます。

ただし、「治した所＝むし歯になりやすい所＝普段みがき残しになっている所」ですので、詰めてあるから、被せてあるから、という理由で歯みがきを怠ると、やはり再び、むし歯になってしまいますので注意しましょう。

むし歯の治療を長い目で「成功」とするためには、正しい治療をしてくれる歯医者さんと、きちんとお手入れできる自分、この2つが必要です。

もしまた、むし歯になって、再治療が必要になれば、どんどん大がかりな治療になっていってしまいます。

最初は、ほんの小さなむし歯だったのに……。

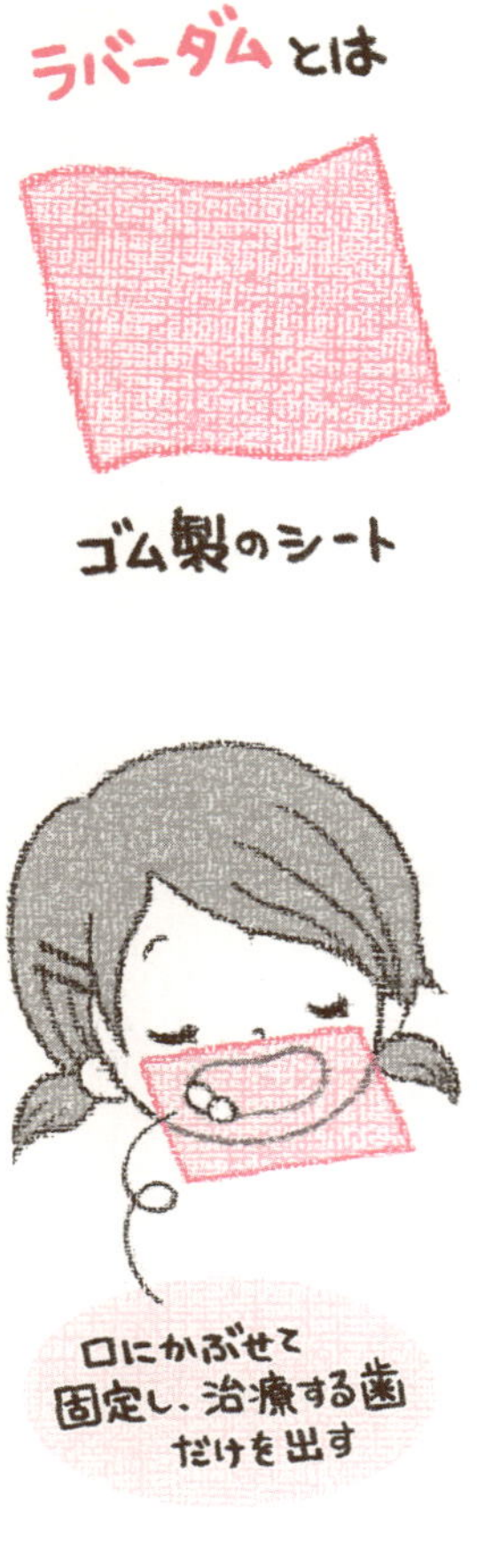
ラバーダムとは
ゴム製のシート
口にかぶせて
固定し、治療する歯
だけを出す

早期治療をしてはいけない？

小さなむし歯とは、どんな状態を指すのでしょうか。

歯科検診や、歯医者さんで「C1（シーワン）」と診断される歯に注目してください。

特に自覚症状がなく、冷たいものでしみることもありません。でも、歯医者さんには目ざとく見つけられて、痛くもないのに、むし歯だからと治療されたというような経験をお持ちの方もいらっしゃるかと思います。

その歯は、本当に削る必要があったのでしょうか……。

もちろん、痛みの感じ方には個人差があるので、感覚ではなく、「感染」がどこまで進んでいるかが重要です。

ここで「早期発見・早期治療」の見直しが必要になります。口の中の病気（むし歯・歯周病）に限っては、とにかく大事なのは「早期予防」なのです。

むし歯の予防をする際に、最初に行ってほしいのが、唾液検査などで自分自身のむし歯のリスクを知ること。

つまり、自分はむし歯になりやすいのか、なりにくいのかを知っておくことです。

またその結果は、かかりつけの歯科医院の医師や、担当の歯科衛生士と、共有しておくことが大切です。小さなむし歯が見つかった時、それが進行していくかどうかを判断する際に、このリスクが参考になります。

リスクの低い方なら、むし歯を削らずに経過観察していって、再石灰化させるような方法をとることもできます。

経過観察というと、定期的に、ただ様子を見るだけのように思うかもしれませんが、そうではありません。再石灰化をさせるために、その患者さんに合わせた方法で予防や指導していく中での、経過の観察ということなのです。

逆にリスクの高い方の場合は、むし歯の場所や状況によっては、早めに治療することが良い結果になることもあります。

この「リスクが高い」というのは、「むし歯菌の数が多い」「唾液の質や量が平均以下」「歯みがきが苦手」「甘い物をひんぱんに食べる」などの、もともと持っている体の抵抗力が低かったり、むし歯菌の手助けとなる行動を自分自身が行っているということです。

むし歯とは体と菌との闘いです。

食べ物が口に入った時が試合開始。ここで体が負け続けてしまうと、むし歯になってしまいます。リスクが高いというのは、体の防御力、攻撃力が弱いということ。まともにむし歯と闘うと、負ける可能性が高い状態です。

そのような結果が予想される場合は、「再石灰化」という体の完全勝利を目指すよりも、治療をして、むし歯の進行を食い止めることや、歯みがきしやすい環境をつくることを優先するのが、被害を最小限に食い止めることにもなります。

もちろん、できる限り、経過観察をして歯を削らないようにしていきたいものです。その時の状態に応じて定期的なメンテナンスや、正しい歯みがきの仕方、食生活の指導を行うことで、リスクを減らしながら様子を見ていくことができるかもしれません。

このように、初期のむし歯であれば削らずに済むことがあります。

全く削っていない歯と、少しでも治療をしてしまった歯とでは、寿命がぜんぜん違います。

しかし、「むし歯は小さなうちに治療しなくては」と思いこみ、削らずに済んだことの良さを知らない患者さんが、たくさんいらっしゃるのが現状です。

このような患者さんに、きちんと理解していただくこと、情報や価値観の共有に重点をおくことも、とても大切な「治療」の1つだと思います。

例えば、お子さんが学校の歯科検診で治療の紙をもらってきた時は、削ることを避けられるかどうか、歯医者さんと話してみてください。経過観察できるむし歯だった場合には、定期的に来院するのを面倒がったり、何度も通うくらいなら削って治してほしいとは考えないでください。この時、諦めてしまうと、何年後、何十年後に、何倍もの時間とお金をかけることになってしまうのですから。

健康のありがたみは、病気になった時にわかります。しかし風邪やケガと違って、歯の病気（むし歯や歯周病）は、一度なってしまえば完全には元に戻りません。

失ってから気づくのでは遅いのです。

歯みがきしているのに、どうしてむし歯になるの？

毎日欠かさず歯みがきしていたのに、むし歯になってしまった……。

そんな経験をしたことのある方も、多いのではないでしょうか。

けれども、ほとんどの人は、「むし歯予防のための歯みがきの仕方」をきちんと行っているわけではありません。ただ口をさっぱりさせているだけ、しかもそれに何の疑問も持たずに、意味のない「歯みがき」と呼ばれる行為を毎日繰り返しているに過ぎないのです。

本当の意味での、むし歯予防とは、「口の中の菌を増やさないようにすること」です。

歯みがきの役目は、増えてしまった菌を減らしてあげること。

でも本当は、歯みがきする前に、「どうやって菌を増やさないようにするか」という対策を行うことが大切なのです。

例えば、散らかしてしまった部屋を掃除するのは大変ですよね。使うたびに、元に戻せばいいとわかっていても、つい使ったままにしたり、不必要なものを溜め込んだり……。

口の中も、それと似ています。菌を増やさないようにするには、菌のエネルギー源であるショ糖（砂糖）をとりすぎないこと。

「甘い物を食べると、むし歯になる」というのは、甘い物によって、むし歯菌にエサを与えて、どんどん繁殖していく手伝いをすることになるからです。

正しく三食とっていれば、食事と食事の間には一定の時間ができるはずです。

その空き時間のうちに、歯みがきで菌を掃除して、唾液が壊されかけた歯の表面を元どおりに治していきます。そうすれば、次の食事の前までには、また元のキレイな部屋（口の中）に戻すことができるのです。

しかし、間食（甘い飲み物も含む）をとってしまうと、片付けが終わる前に、また散らかし始めてしまうようなものなので、いっこうにキレイな部屋にはならず、汚れが溜まっていってしまいます。

もともと清潔な所では、菌は繁殖しません。

食事の時に使うという意味では、歯は食器や調理器具のようなもの。使い終わったら早めにキレイに洗わないと、汚れがこびりついて落とすのが大変になってしまいます。

歯も、脂っこい物や甘い物を食べた時には、汚れを落としきるまで、しっかりみがく必要があります。

また、食器の汚れはすぐ目に見えますが、口の中はそうではありません。しかも、口の中はとても複雑な構造をしていて、簡単には全ての汚れを落としきれません。

調理器具でも、どこかに洗い残しがあって、それをそのまま放置してしまうと、雑菌が繁殖してしまいますよね。人の口の中もそうなのです。

しかも、口の中の環境は温かく湿っていて、梅雨時の室内の何倍も、菌にとって繁殖しやすい環境になっています。

口の中が雑菌だらけ……なんて、とても恥ずかしいことだと思いませんか？

部屋が汚くて人を呼べないような人と、人が来ようが来まいが常にキレイにしている人、どちらが人間的に素敵かは一目瞭然です。

目に見えないからいいとは決して思わず、常に清潔にして、いつでも自信を持って人を呼べるような部屋（口の中）にしておきたいものですね。

フッ素を使った、むし歯予防の裏ワザ

むし歯予防のために普段からできることは、お口のケアや食習慣を正しくすることなど、たくさんあります。しかし、あれもこれもと手を出しすぎると、おそらく続かないでしょう。というのも、負担が増えて、自分の欲求を我慢しないといけないからです。

では、さほど負担にならず、我慢することもなくできるなら、続けていけるような気がしませんか？

そんな甘い話があるのです。むし歯予防に最も効果的で、今すぐ簡単に実行できること。それは**フッ素（フッ化物）の力を借りること**です。

フッ素と聞いて、何が思いうかびますか？

私たちに一番身近なものだと、歯みがき粉があります。市販のものでも、ほとんどの歯みがき粉にはフッ素が含まれています。国内のものだと、約90％の歯みがき粉にフッ素が

配合されているようです。

もともとフッ素は特別なものではありません。あらゆる飲食物に含まれ、特にお茶や魚介類などに多く含まれています。私たちの体の中にもある物質で、人間の体内には成人で約2.6グラム存在しています。

しかし、むし歯予防に大きな効果をもたらす一方で、フッ素を多量に摂取すると副作用を引き起こす可能性があります。

そのため、フッ素は適切に使用することが、とても重要になります。といっても、歯みがき粉に含まれるフッ素はとても少ない量なので、副作用が起こることはありません。フッ素洗口剤を子どもが多量に飲んでしまったら危険、というくらいのレベルです。

国によっては水道水にフッ素が含まれている地域もあり、そのことが、むし歯予防に効果的に働いて、むし歯の罹患率が劇的に減少したという報告もあります。日本でも、フッ素洗口を取り入れている小学校では、むし歯のない子どもが多いのです。

というように、フッ素はむし歯予防に効果的ですが、それにはどのような働きがあるからなのでしょうか。

◆フッ素の働き

フッ素は再石灰化を手助けし、より酸に強い歯の質をつくってくれます。

最大のアピールポイントは、再石灰化の時にフッ素が歯に取り込まれて、歯の質自体が酸に強くなること。そのため、それ以後も歯が酸によって溶けにくくなり、むし歯になりにくくできます。

また、むし歯菌によって酸がつくられるのを抑制したり、抗菌作用があったりします。

このように、フッ素は体の防御力アップに大活躍してくれるのです。

なんとなく、フッ素はすごそうだと感じてきましたか？

では、ただフッ素入りの歯みがき粉を使うだけで、それほどの効果があるのでしょうか。それなら、子どもの頃から歯みがき粉を使っているのに、どうしてむし歯になってしまうのでしょうか。

もちろん使わないよりは、ただ使っているだけでも、少しは効果を取り入れているはずです。でも、今までフッ素の効果を、わざわざ意識して使ったことはないのではないでしょうか。

せっかく毎回使うのなら、より効果的に使いたいですよね。そこでまず、一番手軽にできる、フッ素入り歯みがき粉の効果的な使い方をお伝えしましょう。

◆フッ素入り歯みがき粉の裏ワザ

①普通に歯みがきをする。普通にうがいもする。

⬅

②歯ブラシに歯みがき粉を多めにつけて歯に塗る。

⬅

③うがいを軽く一度だけする。

⬅

④歯みがき後30分以上、うがいや飲食をしないでおく。

一番良いのは、就寝前の歯みがきでこれを行って、その後すぐ寝てしまうこと。行うのは1日1回で十分です。

しかし、これには問題点もあります。それは、歯みがき粉が口の中に残っていることで、

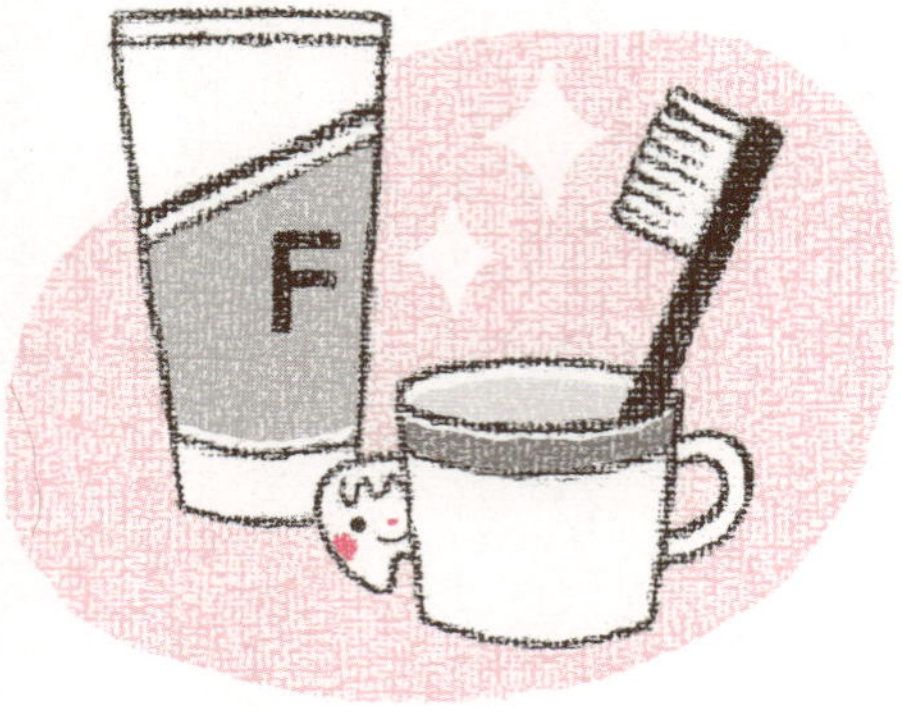

爽快感が得られにくいということです。また、この話をすると、たいていの方は「歯みがき粉がたくさん口の中に残っていても、本当に大丈夫なの？」と不安に思われるようです。

しかし、1回分の歯みがき粉に含まれる成分には、飲み込んで害になるようなものは入っていないので、安心してください。

フッ素の効果は、水や唾液に洗い流されることで激減してしまいます。これが、今まで歯みがき粉を使っていたのに、フッ素の恩恵をあまり感じられなかった理由です。

例えば、傷ができてしまった所に傷薬を塗ったら、その後すぐに傷薬を洗い流したりしませんよね？

フッ素は、歯の表面に留めておくことで効果が出るのです。

そこで、「歯みがきで爽快感を得たい！」「フッ素も効果的に使いたい！」という方に、オススメのものがあります。

それは、フッ素の洗口液です。

これは夜寝る前、歯みがき後に使用して、約30分間うがいや飲食をしないだけ。お口の中に不快感は、ほぼありません。

ちなみに市販されている洗口液には、フッ素は含まれていません。

それは最初にお話ししたように、フッ素は適切な量を使用しなければ、副作用があるからです（歯みがき粉に含まれるフッ素は微量ですので、全く問題ありません）。そのため、フッ素の洗口液を手に入れるには、歯科医院でフッ素洗口の説明を受けなければいけないことが、薬事法で決められています。

どこの歯科医院でも、患者さんが希望すればフッ素洗口液を処方してくれます。しかし、むし歯予防にとても効果的なのにもかかわらず、フッ素洗口を積極的にオススメしてくれる歯科医院は少ないようです。

その理由としては、「お金にならないから」ということが大きいのかもしれません。

専用のボトルが約300円で、一度購入すればずっと使えます。洗口液は、顆粒のフッ素を水道水と混ぜてつくります。それが一袋100円くらいで40日分というような、とてもお手頃な洗口液もあります。

これに対して、フッ素塗布は歯科医院にとってお金にもなり、また、むし歯予防の認知度も高いため、特に子どもに実施することが多く、一般的になっています。

フッ素塗布に使用されるフッ素は、歯みがき粉や洗口液と比べると、とても高濃度のものなので、定期的に塗布することで効果があります。

もし自分自身が、むし歯になりやすいタイプだと感じていたり、お子さんを、むし歯になりにくい歯の強い子にしたいとお考えになっているのなら、

「歯みがき粉」＋「フッ素洗口液」＋「定期的なフッ素塗布」

を実行し、これを継続してフッ素の効果を最大限に利用してみてください。

特に、乳歯から永久歯への生え替わりの時に使うことで、むし歯になりにくい強い歯をつくってあげることができますよ。

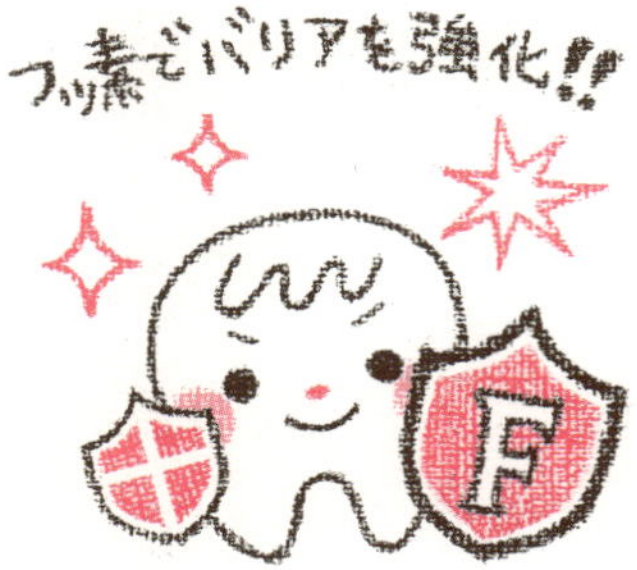

むし歯予防に最も効果があるのは？

次の３つの中で、最もむし歯になりにくいのはどれでしょう。

①歯みがきだけをがんばって、ほとんどみがき残しなくみがくことができた場合。

②食生活だけを改善して、甘い物をほとんど食べないようにした場合。

③歯みがきや食生活はそのままで、歯みがき粉＋フッ素洗口剤を毎日使用した場合。

その結果は、①と②は同じくらいで、それまでと比べてプラス10％、むし歯になりにくくなります。また③を選んだ人はプラス20％でした。

つまり、歯みがきだけがんばったり、食生活だけ気をつけるより、ただフッ素を取り入れるだけの方が、実はむし歯になりにくくなるのです。

では、①〜③を組み合わせて、歯みがき・食生活・フッ素と、すべての予防を行った場合には、どうなるでしょうか。

すると、プラス40％、むし歯になりにくくなるという結果になりました。

これは「カリオグラム」という、むし歯のリスクを示すことのできるコンピューターが分析した結果を参考にしたものです。カリオグラムは、スウェーデンで開発された患者教育用プログラムです。今回のデータは、架空の人物を想定し、平均的なリスク（むし歯の数、唾液の質など）を入力して出た結果です。

このように見ていくと、確かにフッ素は効果がありますが、予防は何か1つだけ行うのではなく、いくつかを組み合わせて行っていくことで、最大限の予防効果が得られるのだということがわかります。

しかし、どんなに予防を組み合わせても、ほとんどの人が「100％むし歯にならない」という結果にはなりません。理由は、今までのむし歯の経験や、もともと持っている唾液の質、菌の数など、セルフケアではどうすることもできない部分があるから。

そのために、歯科医院での定期的な検診やクリーニングが、どうしても必要なのです。

まずは、自分の口の中の現状を知り、予防を行う上で、自分は何に重点をおけば効果的なのかを知っていきましょう。

曖昧なまま、ただ言われたとおりに行動するよりも、きちんと理解ができてから、自分で考えて行動に移す方が継続していけますよね。

予防は一時だけ、がんばれば良いというものでは、決してありません。日々の積み重ねと、継続していくことが何より大切なのです。

このような、目に見えない部分に意識を向けることは、自分にしかわからないことかもしれません。でも、何より自分がよくわかっています。

患者という立場は、決して受け身でなければならないわけではありません。良くなりたいという意志が、結果を変えていくのだと思います。

第3章

噛むことで「歯のキレイ」をつくる

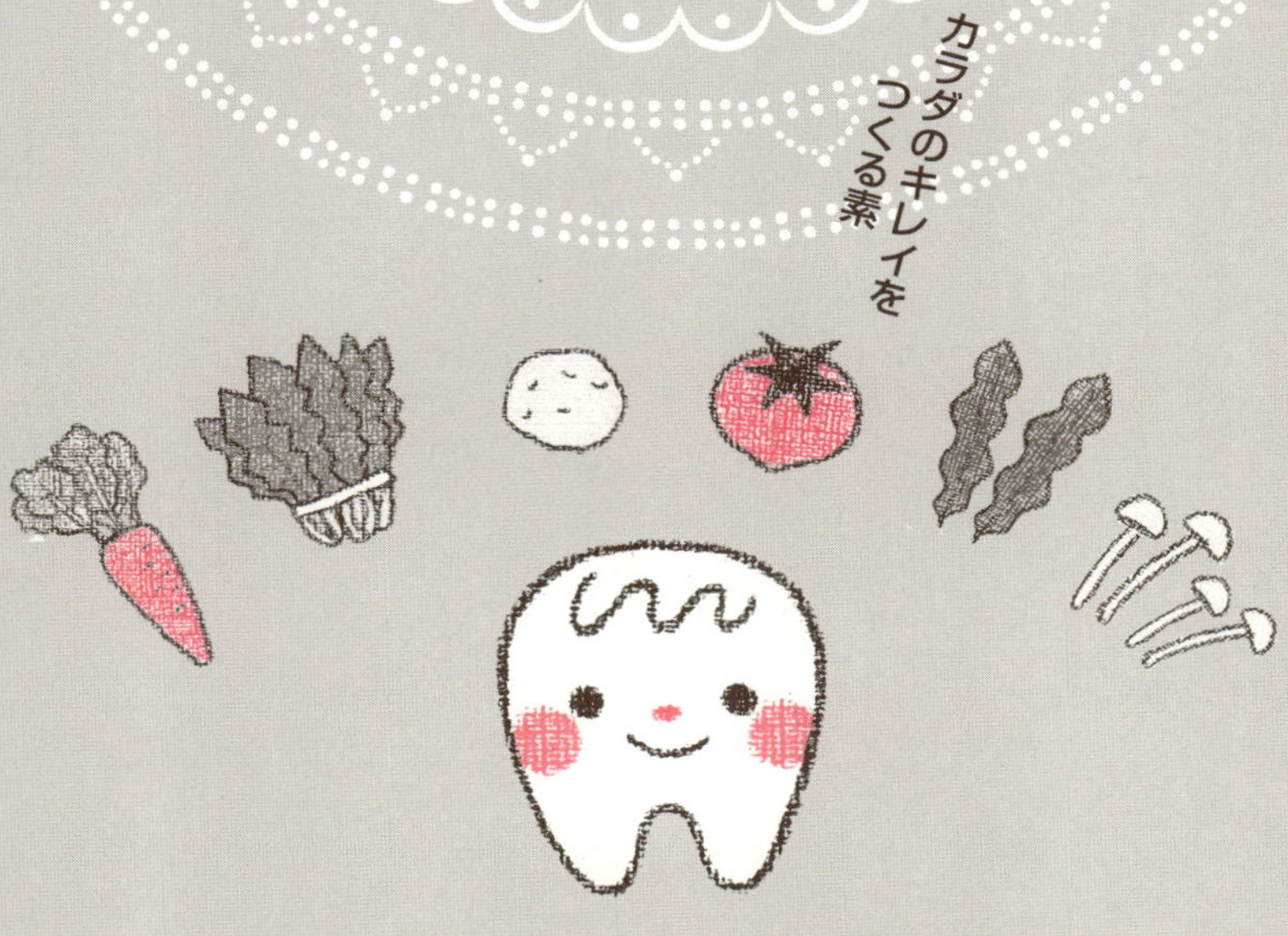

今日からできる！　簡単むし歯予防法

むし歯予防には様々な方法がありますが、日常生活を少し変えるだけで簡単にできてしまう予防法を、これからお伝えしていきましょう。

むし歯の成り立ちには、「唾液の量」が大きく関わっていることを、第1章でお伝えしましたね。唾液の量が多いほど、むし歯になりにくくなります。

その唾液の量を増やすために、今すぐ実践できることがあるのです。

それは、「よく噛むこと」。

とはいっても、普段の食事の時から「意識的に、ひと口30回ずつ噛みましょう！」というのは、なかなか大変ですよね。時間もかかるし、途中で忘れてしまうかも。

もちろん、できる方は、ぜひ行ってください。でも、意識しなくても、普段どおりに食事をとるだけで、自然と噛む回数を多くする方法があるのなら、ぜひ試してみたいと思いませんか？

そんな少しの工夫で、できる方法があるのです。ポイントは食材選びと調理法。そして組み合わせの法則です。

●海藻類、緑黄色野菜を多めにとる

海藻類や緑黄色野菜は、ほかの食材と比べると、たくさん噛まなければならないので、自然と噛む回数が多くなります。しかも栄養的にも体に良い！

●調理法を工夫してみる

・ハンバーグより、ステーキなどの噛みごたえのある料理にする。
・白米より玄米にする。
・そのまま食べるより、焼くなど調理して食べる（パンやベーコンなどは、焼いた方がたくさん噛むことができます）。

●「噛みごたえ」のある食材をプラスする

軟らかい料理には、根菜、きのこ、乾物、こんにゃく、イカ、タコ、緑黄色野菜など、噛みごたえのある食材をプラスします。その際、食感の違う物を組み合わせるのがポイントです。

いろいろな硬さの物が混ざると、自然と噛む回数が増えます。

もっと手軽に、いつもの料理にゴマなど噛みごたえのある食材を1つ入れてみる、ご飯にふりかけやたくわんを混ぜる、クルミの入ったパンを選ぶ、などなど。

たったそれだけでも効果があります。


また、同じ食材でも、今まで薄く細かく切っていたものを大きめに切るだけで、自然と噛む回数が増えます。

これは小さなお子さんがいる家庭でも、ぜひ行ってほしいことです。

子どもが食べやすいようにと、そればかり気にして調理していると、前歯で噛み切ることや、奥歯でたくさん噛むことが少なくなり、結果として唾液の量が減ってしまうことがあるからです。

唾液腺の発達は15歳くらいまで。それまでに充分に発達できる環境を用意してあげられるのも、保育者であるお母さん・お父さんなのです。


ちなみにこのような歯に良い調理法を実行すると、食材を切る手間が少なくなり、調理も楽になるというプラスの効果があります。

何か新しいことを取り入れて、それを継続させるためには、「楽」がキーワードかもしれませんね。便利さ、手軽さなどの「楽」や、面白い、ワクワクするなどの「楽」があると、またしようと思えますから。

何か続けていきたいことが見つかったら、そこに「楽」の要素を見つけていきましょう。いつもの食生活に小さな変化を加えることで、新たな美味しい発見があるかもしれませんよ。

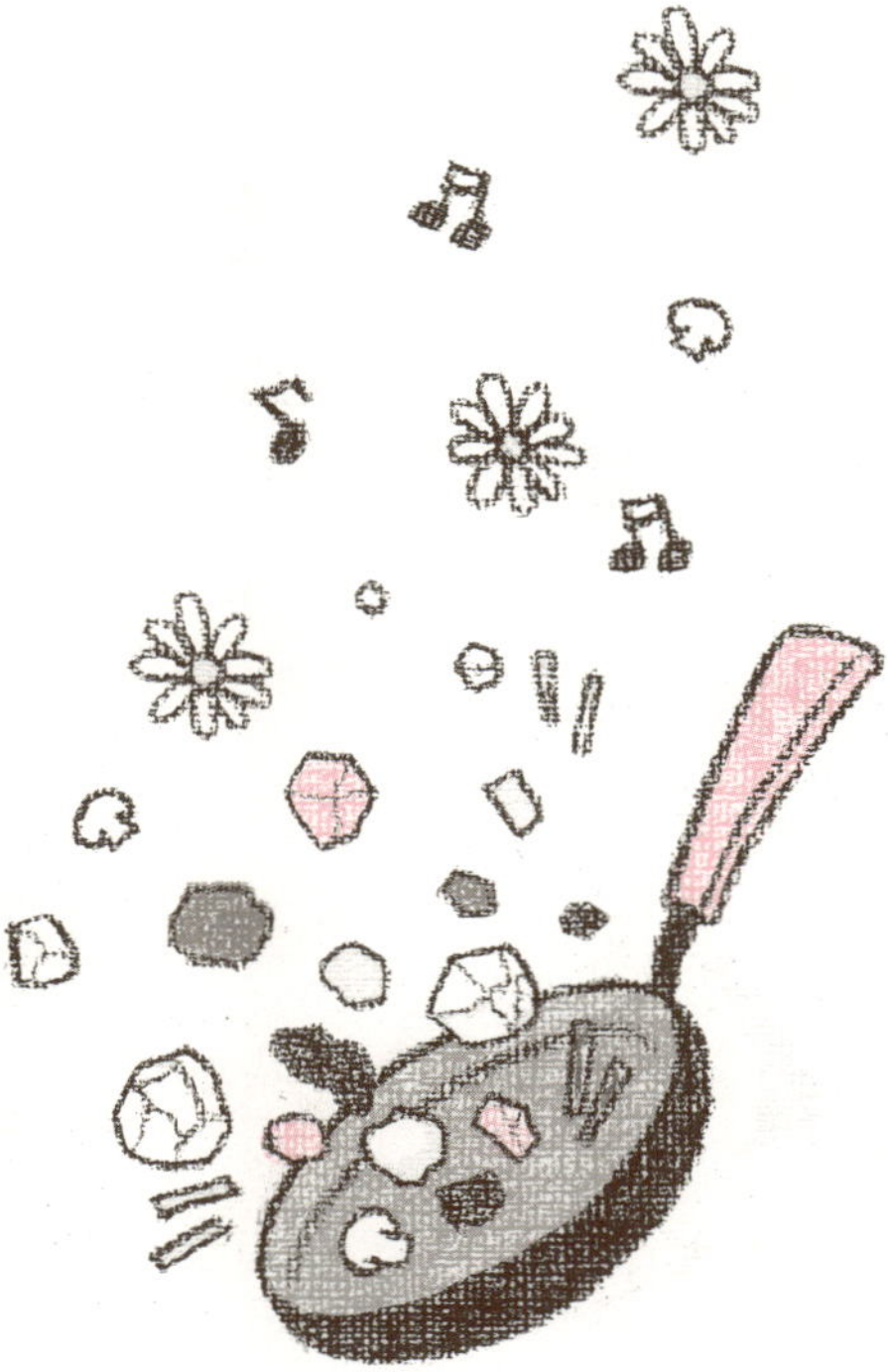

「良く噛むこと」で健康ダイエット

考えてみると、よく噛まなければ食べられない食材には、体に良い物が多いと思いませんか？　そして、お菓子やファストフードのような、あまり体に良くない物は、さほど噛まずに食べられる物だったりします。

様々な食材が一年を通して手に入るようになり、食事の内容も大きく変化してきました。現代人の好きな食べ物を見ても、お寿司やラーメン、ハンバーグなど、「美味しい物＝軟らかい物」という構図ができてしまっているようです。

そんな中で、硬い食べ物を好んでよく食べている人の方が、痩せているという傾向があるそうです。理由は、たくさん噛んでいるから……。たったそれだけで？

実は、噛むことによって出てくるホルモンには、痩せる効果もあるようなのです。

それはヒスタミンというホルモンで、脳に「満腹ですよ～」と教えてあげる働きを持っています。それ以外にも、内臓脂肪の分解を促進する働きや、体温を上げてエネルギー代謝をよくしてくれる働きがあります。

そんな素晴らしい働きをしてくれるヒスタミンは、たくさん噛まないと出てくれません。

では、どのくらい噛めば出てくるのでしょうか。

それが、「ひと口30回」です。

この数は、むし歯予防に効果的な噛む回数でもあります。つまり、良く噛むことで、キレイな口の中と体が手に入るかもしれないのです。

とはいえ、ひと口30回、ただひたすら噛んでいても、おもしろくありませんよね。そこで、ただ「噛む」のではなく、いま口に入っている食べ物に意識を向けてみましょう。食材ひとつひとつの食感や味を楽しむのです。

そうすれば、今まで感じなかった、美味しさを感じるようになるはず。

その結果、今まで脂っこい物や濃い味を好んでいたのが、淡泊で薄味の物が好きになるなど、味覚が変化してくることもあります。

体が求める味や量を知ることで、塩分の摂取量が減って、食べ過ぎることもなくなり、心身共に健康になっていくことでしょう。これこそが、リバウンドなしの健康的なダイエットではないでしょうか。

ガムは「健康グッズ」

今日からぜひ、食事の後にガムを噛んでみてください。もちろんシュガーレスのものを。そうすれば、**ガムはお菓子ではなく、健康グッズになります。**その理由は、ガムを噛むことで唾液がたくさん出ることにあります。

食後〜歯みがきまでの間にガムを噛むことで、私たちの体が持っている力を有効活用できるのです。

もともと唾液には、菌の出す酸によって歯が溶ける働きを低下させる力が備わっています。また「再石灰化」といって、溶け始めた歯の表面が、さらに強い質の歯となって、むし歯に抵抗できるようにしてくれます。

ただ、この力にも個人差があり、むし歯になりやすい人と、そうでない人に分かれます。

そこでガムの手助けが必要になります。

その力が弱い人でも、食後にガムを噛むことで唾液がたくさん出るようになり、口の中を酸性から中性に早く戻すことができるのです。

これは体の防御力を高めるための方法ですが、ガムの種類にこだわることで、実は菌への攻撃も行うことができます。

そんな一石二鳥の万能ガムがキシリトール入りのもの。

キシリトールは、菌に酸をつくらせないよう、働きかけることができます。むし歯の原因菌であるミュータンス菌にとっては、天敵のような存在なのです。

また、ガムは味がなくなっても、しばらくは噛んでいましょう。「噛むこと」の効果は、今までたくさんお伝えしてきましたね。

ガムを使った予防法。これくらいのことなら、今日から始めてみませんか？

噛み合わせが原因で体がゆがむ？

肩こりや偏頭痛の原因が、実は歯にあった。

そんな話を聞いたことはありませんか？　一見、関係ないことのように思えますが、歯科の治療を進めていくうちに、体調が良くなったと言われる方は、実際におられます。

口の中と体には、どんな関係があるのでしょうか。

まず口の中は、1つの世界として成り立っていると、考えてみてください。

健康な大人の人は、親知らずを抜かしても28本の歯が並んでいます。よく見ると、1本1本が違う形をしていますね。それぞれに役割があり、全部が揃って正しく噛むことができるように、歯は生えてきます。

人によって歯並びは違いますが、それはあごの大きさや唇の力などによって、歯が出てくる位置を調整しているから。あごがきちんと成長せずに小さいままだと、歯は自分のスペースを確保できずに、ずれて生えてきてしまいます。

また唇の力も、正しい歯並びをつくる時には重要です。鼻呼吸ができていれば、唇は閉じているのが普通の状態です。そうすると、唇によって歯が正しいフレームから出ないように並んでくれるのです。

しかし口呼吸をしていると、唇が歯を押してくれる時間がとれずに、出っ歯気味になってしまうことが……。また、指しゃぶりのクセがあると、前歯が前へ押されてしまって、上あご自体が前の方へ成長してしまうことがあります。

このように、様々な原因で歯が正しくない位置に生えてしまうと、ずれた歯を補おうと、ほかの歯は必死にバランスをとりながら生えてきます。しかし、どうしても上手くバランスがとれないと、今度はあごが噛める位置を探して、おかしな位置で噛み始めます。

これが、体のゆがみの原因です。

口の中と、体の外の部分では、「単位」が違います。

例えば、裸足で髪の毛を1本踏んだとしても、気づかないのではないでしょうか。でも口の中に髪の毛が入れば、必ず気づきます。

外では小さな物が、口の中では大きな物になるのです。

治療で歯に詰めた物が、ほんの少しずれていただけでも、口の中では大問題。自分で意識しなくても、噛み方が変わって、そのしわ寄せが少しずつ全身にやってきます。

これが、噛み合わせが原因で、体の不調がおこるといわれている理由なのです。

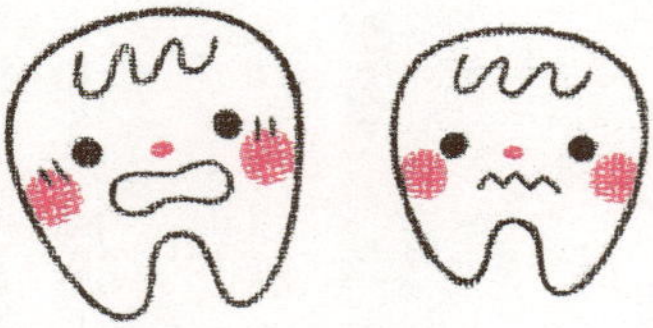

第4章

歯周病について正しく知ろう

20代でも気をつけて！

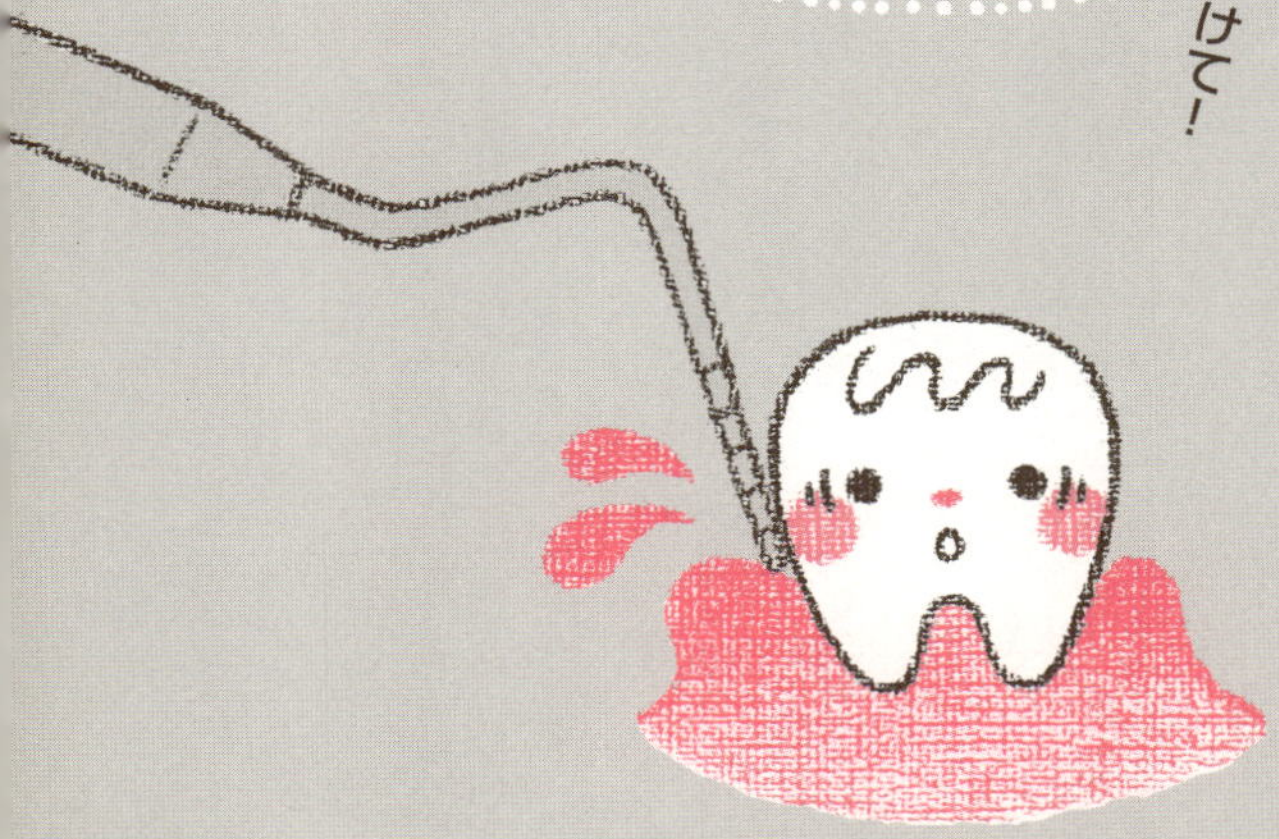

人には聞けない口臭の悩み

自分や他人の口臭が気になったことって、ありませんか？

ちなみに、日本人の95％は自分の口臭を気にしたことがあるそうです。また、不快に思うニオイの中でも、体臭や脇、タバコ、お酒を抑えて、口臭が一番のようです。

それくらい口臭は身近に感じることが多く、また誰にでもあるものです。中には自分の口臭が気になって、口に手を当てながら話をする人や、話すこと自体が苦痛になってしまう人も……。病院の診療科に口臭専門の外来ができてしまうほど、気にしている人にとって、口臭は深刻な問題で、真剣に治したいものなのです。

ところが、自分の口臭を気にする人ほど意外と口臭は少ない、ということがよくあります。なぜなら気にする人ほど、歯みがきやガムなど、できる限り口臭を抑えようと、「口の中にとって良いこと」を心掛けているからです。

だとすると、今まであなたが、これはきついなと感じたことのある口臭の原因は、いったい何だと思いますか？

実は、他人が感じる口臭の9割を占めているのが、歯周病の口のニオイなのです。「どぶのようなニオイ」と表現されることもあるほどで、歯周病が重度になればなるほど、ニオイも強くなっていきます。

では歯周病になると、どうして口臭が強くなるのでしょうか。

原因は、「歯周ポケット」と呼ばれる、歯と歯ぐきの間にできるすき間にすみつく菌です。この菌は毒素をつくって、歯ぐきに炎症をおこす悪い菌なのですが、その時、悪臭の原因もつくってしまうのです。それは揮発性硫黄化合物という、生ゴミや卵の腐ったニオイがするもの。口の中からそんなニオイを発生させているなんて、考えただけでも嫌ですね。

問題はこれらの菌を、自分で歯みがきしても追い出せないことです。

ひどい口臭の原因は、歯周ポケットにすみつく菌。では、それを退治するにはどうしたらよいのでしょう？　そもそも歯周病って、どんな病気なのでしょう？

そんな疑問を持たれた方は、これから先のページを、じっくり読んでみてください。

失って気づく歯の大切さ

「歯周病」という言葉は、ほとんどの人が知っています。でも、正しく理解している人は、ほとんどいません。にもかかわらず、ほとんどの人が歯周病にかかっています。

そう言われても、20～30代の人の多くは「私は違う」と思うことでしょう。ところが、そんな人でも、すでに歯周病にかかっている可能性があります。それが歯周病なのです。

日本人の成人のうち、約8割が歯周病にかかっています。

では、なぜ自分では気づくことができないのでしょうか。

それは歯周病が、むし歯とは違って、痛みが出るわけでもなく、穴があいたり色が変わったりなどの見た目の変化もないまま、進んでいく病気だからです。

しかも長い年月をかけて、ゆっくりと進んでいくので、おかしいなと感じるのは40代くらいからが多いようです。

そのため、老化の1つとして歯がダメになっていくのだと考えている方も、多いかもしれません。しかし、それは全く違います。

80代でも全部自分の歯で、むし歯も歯周病もない人もいます。それは、その人が特別だからではありません。

現在では、むし歯も歯周病も、そのメカニズムが解明されています。口の中の健康は、その気になればいくらでも守れるのです。

とはいっても、なかなか「その気」にはなれないもの。

病気になると、健康の素晴らしさを改めて感じますが、普段の生活では忘れがちです。確かに、風邪や小さなケガなら、治れば元どおりになります。

しかし、歯は違います。

目を1つ、または足を1本、いいえ、たとえ指1本でも、体の一部を失うことは絶対に嫌ですよね。歯も、それと同じ体の一部で、しかも本数も役割も決まっています。歯は親知らずを抜かせば28本ありますが、たくさんあるから1本くらい、いいかな、とは決して思ってはいけないのです。

それでも、なかなか実感がわかないかもしれませんね。

現在は、歯を失ってしまって、「インプラント」という人工の歯を埋め込む治療をする人がとても増えています。

保険はききませんので、1本入れるのに、だいたい40〜50万円くらいの費用がかかるようです。しかも手術が必要で、むし歯の治療のように、その日のうちにすぐできるなんてことはありません。きちんと手順を踏んで行うと、実際にインプラントが入るのは半年後だったりと、時間もかなりかかります。

それだけの費用と時間、そして手術による心身への負担をかけてでも、インプラントを選択する人がとても増えているのです。

その意味がわかるでしょうか？

それくらい、歯はなくてはならないものなのです。

ほとんど入れ歯になってしまったお年寄りの中には、自分の歯が戻るなら何百万円かけてもいいという方もおられます。

失ってから、やっと気づくのですね。

きちんと噛めること、おしゃべりができること、好きな物を何でも食べられる幸せ、大切な人と美味しいものを分かち合える喜び、人前で思いっきり笑顔になれること……。

健康を失ってしまった人は、何の悩みもない健康な歯を羨望してやみません。そんな羨まれるお口の中の健康を、もしあなたが今持っているのなら、絶対に守るべきです。

時期は早ければ早いほど守ることができます。今できることから、始めていきましょう。

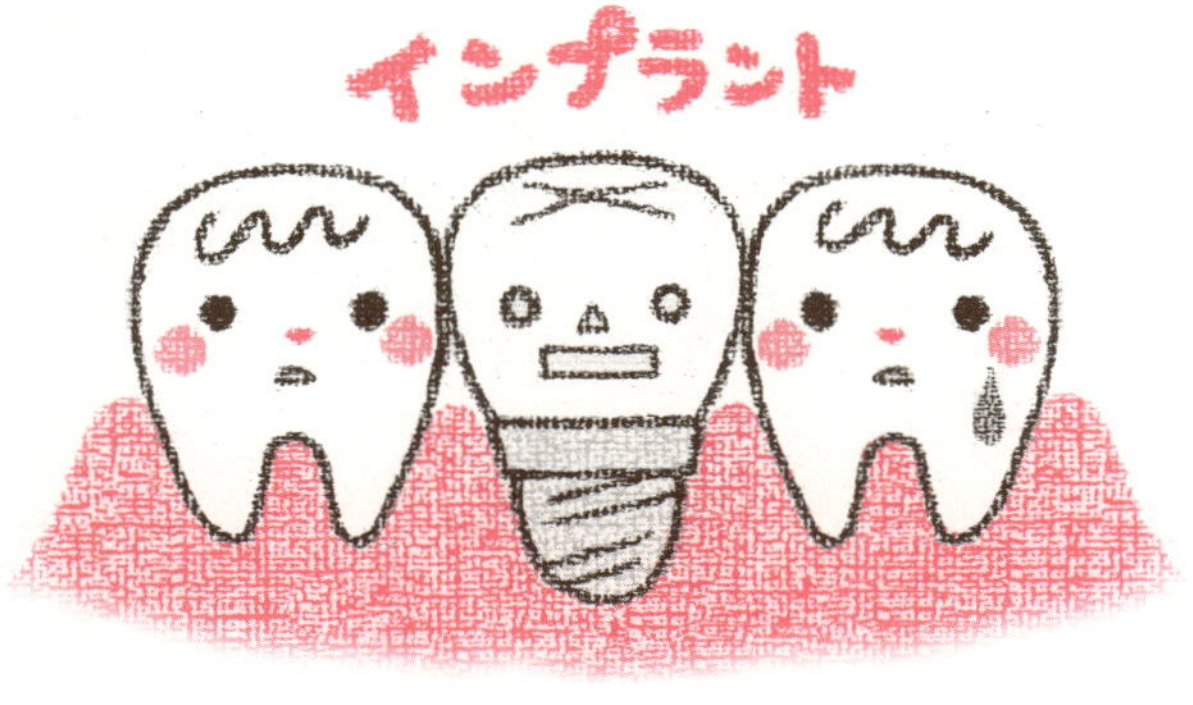

おなかの子にも影響が！　歯周病と妊婦さんの関係

歯周病は、口の中だけにとどまらず、全身にも大きな影響のあることがわかっています。なぜ全身にまで影響があるのでしょう。

それは、歯周病によって口の中の菌が毒素をつくり、それが血液を介して全身にまわることで、様々な病気を促していくからです。

ここからは、これからお母さんになる女性に、特に知っていてもらいたいことです。

実は歯周病にかかっている妊婦さんは、早産や低体重児を出産するリスクが６～７倍も高くなります。しかも妊娠中は、普段より歯周病にかかりやすい状態なのです。

というのも、歯周病原菌の中には、女性ホルモンが大好物なものがいるからです。

そのため、妊娠中は口の中の菌が増えやすくなっています。

それに加えて、つわりなどのために、歯みがきがおろそかになりやすい時期なので、歯周病だけでなく、むし歯にもなりやすいのです。

婦人科では、「食べられる時に食べましょう」と指導されるかもしれません。また妊娠によって、甘い物しか受けつけなくなる、などということもあるでしょう。甘い物を、食べられる時に、こまめに食べるような食生活を続けていたら……むし歯のリスクが一気に高くなってしまいます。


少し話がずれますが、一日の食事を小分けにして、食事回数を多くするダイエット法をご存じですか？　食事をとると代謝がアップして、体脂肪が燃焼しやすくなるのだそうです。こまめに食べれば、その分、代謝が上がっている時間が長くなる。つまり、一日を通して痩せやすい状態を保つことができるというものです。

詳しくは、次ページの【図3】をご覧ください。この図は、むし歯の説明の時に見た【口絵6】と、形が似ていますね。

歯には食事の回数が少ないほど良いのに、ダイエットのためには回数を多くした方が良い、というわけです。まだ歯で悩んだことのない若い女性には、ダイエットの方が、価値があるのかもしれませんが……。

【図3】ダイエットに効果的（?）な食習慣

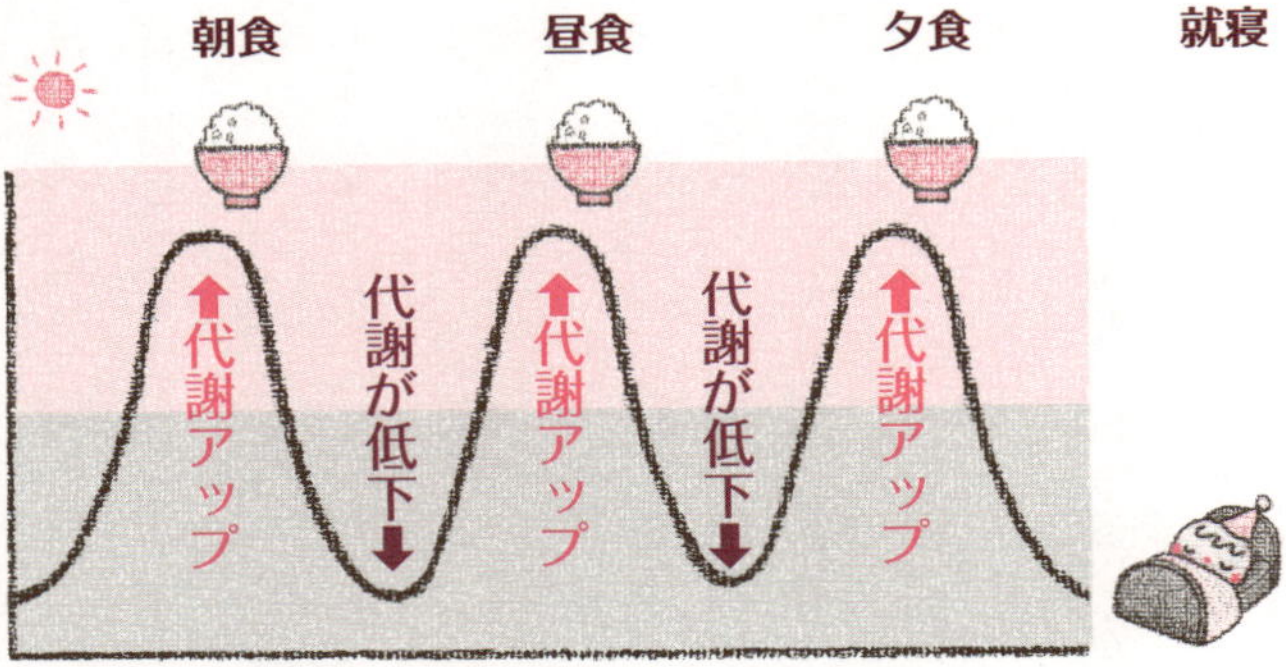

※食事の間隔が長くなると代謝が低下して、体脂肪を燃焼しにくくなる。

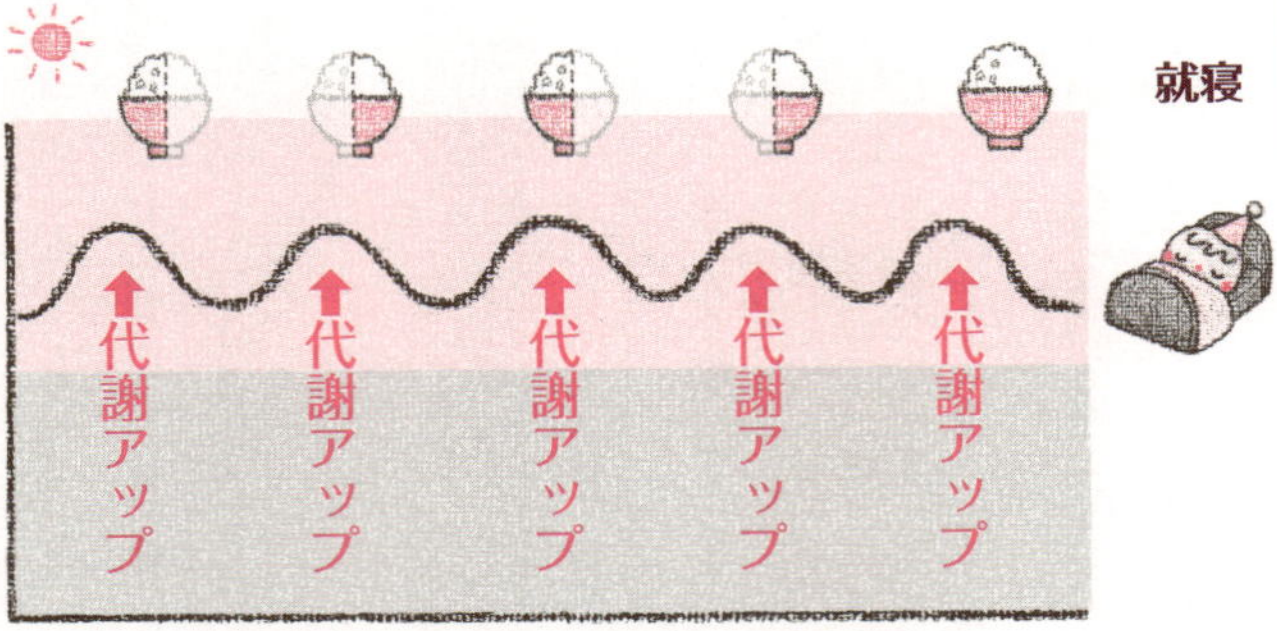

※食事を小分けにして回数を増やせば、１日を通して代謝を高く保て、痩せやすい状態をつくることができる。

このように、体に良いことと、歯に良いことが一致しないこともあります。

特に妊婦さんの場合は、自分の歯より、おなかの子の健康の方が重要でしょう。それでも、「これは歯に良くない」と知っておくことで、今はどちらを優先すべきか、選択することができます。また、食べた後にお茶や水を飲む、ガムを噛む、などの工夫もできます。

妊娠中に、むし歯や歯周病になって、治療できないまま出産を迎えてしまうと、子育て中に赤ちゃんへ菌をうつしてしまう可能性も高くなります。

さらに出産後も、しばらくは歯科へ通院できないことが多いので、一気に歯が悪くなってしまうことも。そのため、妊娠や出産で歯がボロボロになった、という話を聞くことがあります。中には勘違いしている人もいますが、おなかの子にカルシウムをとられたから、お母さんの歯が悪くなったわけではないのです。


では、妊娠・出産後のお口の健康を守るには、どうすればよいのでしょうか。

それは、妊娠前から常に口の中の菌の数を少なくしておくこと。これに尽きます。

まずは、むし歯も歯周病も完全に治療して、口の中を健康にすること、そしてそれを維持し続けることです。そうすれば、たとえつわりで歯みがきができなかったり、食生活が変わったりしても、もともとの菌が少ないので体は菌に勝つことができます。繰り返しになりますが、口の中の病気は体と菌との闘いです。

女性ホルモンが菌の味方をしても、そのほかの防御法を使って、体が勝てば大丈夫。いざという時に勝つためには、毎日のお手入れの積み重ねが明暗を分けます。

また、保健所や歯科医院などでは、妊婦さん向けの衛生指導も行われています。そうした機会には積極的に参加しましょう。

安定期に入れば、歯科治療を行ってもほとんど問題ないので、その間に治療やクリーニングをすることもお勧めです。

妊娠は、自分の体は自分だけのものではないと感じることのできる、素晴らしい機会でもあります。心に余裕を持って、自分を見つめてみてはいかがでしょうか。

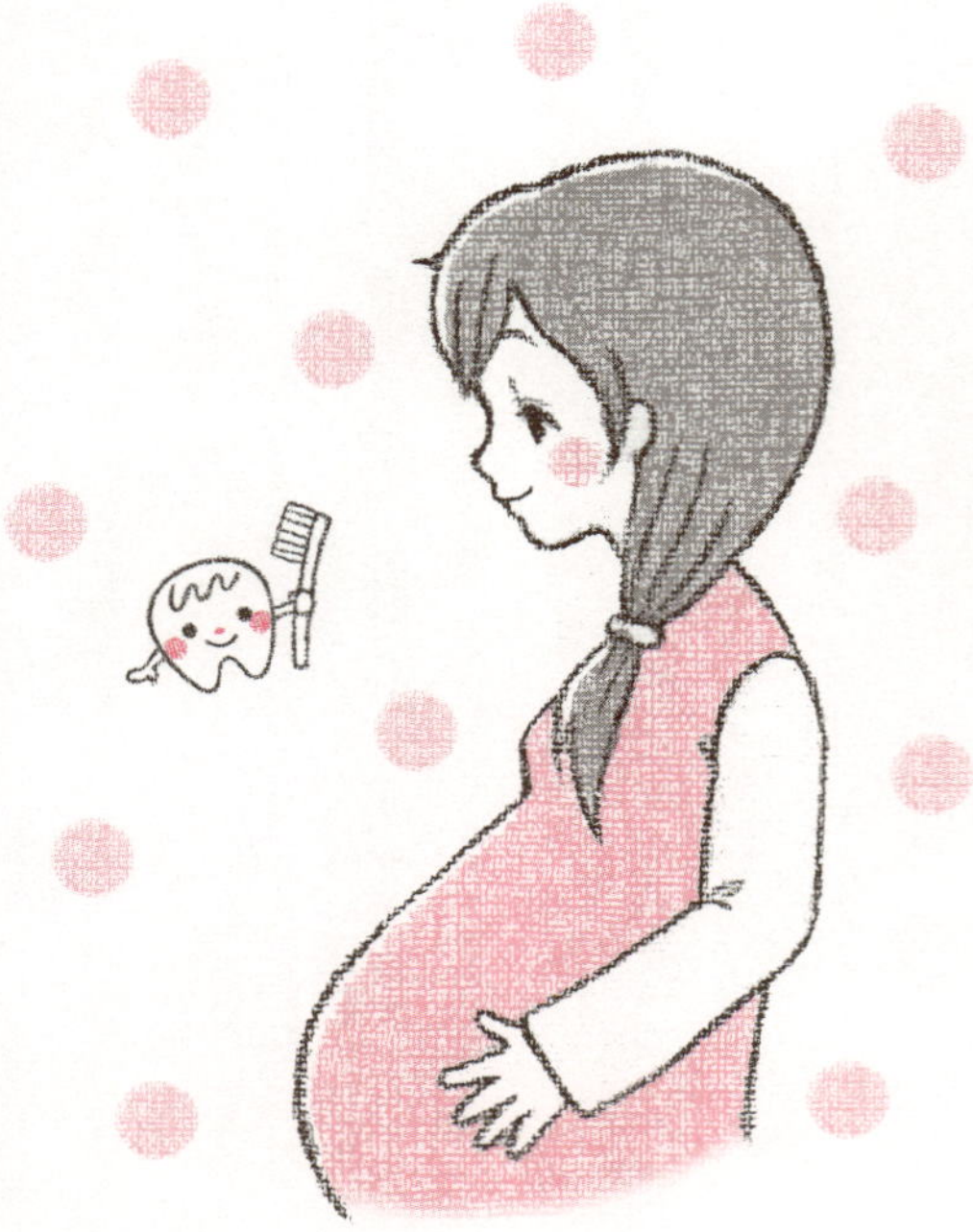

歯みがきは自分で行える歯周病治療

歯周病は歯みがきをすれば治るのでしょうか？

これまで、歯みがきだけをがんばっても、むし歯になってしまう、ということをお伝えしてきました。歯周病でも、そうなのでしょうか。

歯周病は1つの原因だけでおこるものではありません。ですから歯周病の場合でも、やはり体と菌のバランスを保っていくことがポイントになります。

それでも、歯みがきの重要度は、むし歯より歯周病の方が高いと言えます。

というのも、歯みがきすること自体が、自分で行う歯周病治療になるからです。

特に軽度の歯周病には、歯みがきの効果は絶大です。そして**健康な人には、歯みがきが何よりの歯周病予防になります。**

歯みがきで歯周病を予防するには、まず歯と歯ぐきの境目が、みがき残しにならないようにすること。でも、これが意外と難しいのです。

歯をみがくというと、「歯」の白い部分をピカピカにすることだと思ってしまいがちです。しかし何度も言いますが、問題なのは菌が溜まったままになり、繁殖して毒素を出すこと。ですから菌を散らしてあげることが歯みがきの役割になります。

ポイントは、菌が溜まりやすい場所を集中的に掃除することです。

菌が溜まりやすいのは、

・歯と歯ぐきの境目
・歯と歯の間

これは、むし歯になりやすい場所とも一致しています。

歯周病の菌の中でも、特に悪さをするのは、空気が苦手な菌です。こうした菌は、なるべく空気に触れないよう、歯周ポケットの中に溜まっています。

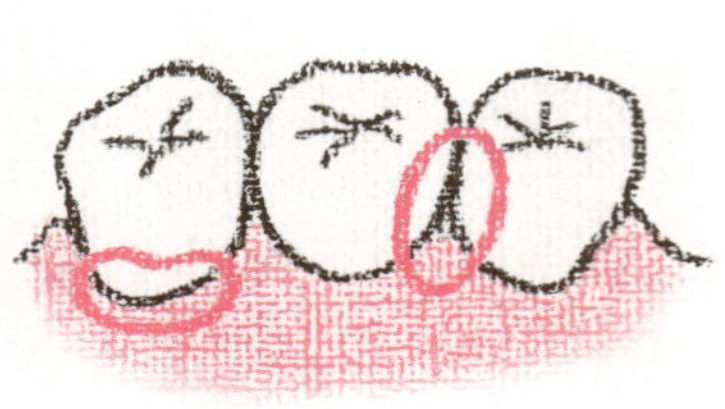

【図4】歯と歯ぐきの境目や、歯と歯の間には、菌が溜まりやすい。

ですから、歯周ポケットに菌が入らないよう、その手前で侵入を阻止しなければなりません。しかし、４ミリ以上もあるような歯周ポケットの中に入ってしまったら、歯ブラシを届かせることはできません。

そこでチームワークの威力が試されます。

歯ぐきから上の見える部分は患者さんの担当、そして歯周ポケットの中の見えない部分は歯科医師・歯科衛生士の担当です。

それぞれが自分の担当している所に責任を持って挑むことで、いっそうの効果が得られます（歯科医院で行う歯周病の治療については、101ページをご覧ください）。

ちなみに歯周病は、むし歯と違って、治療しても効果がわかりにくいものです。もともと自覚症状もなく進行するので、治療後もすぐに「良くなった！」というような感覚は、なかなか得られないかもしれません。

何十年後かにタイムスリップでもして、歯周病の治療をした場合と、しなかった場合を比べることができれば、一番のモチベーションになるのですが……。

せっかく毎日のセルフケアをがんばっても、効果がよくわからないようでは、続ける気力をなくしてしまいますよね。

　では、良くなったかどうかは、どうすれば実感できるのでしょうか。

　それには治療の前と後で、口の中の写真を撮ってもらって比べたり、数値の変化を説明してもらうことです。

　歯周病の検査で行う歯周ポケットの深さの測定結果や、その時の出血の割合など、どのくらい良くなったのか、どこがどのように変わったのかを、きちんと比べてみましょう。

　一緒のチームとしてがんばった歯科医師・歯科衛生士と結果を共有することで、お互いに喜びや達成感が生まれ、さらに信頼関係も深まります。

　歯周病の治療は、患者さんの協力・努力がなければ、決して成功しません。医療者側だけが目標を立てて行うのではなく、患者さんと常に確認し合うことが大切なのです。

歯医者さんもかかっている歯周病

日本人の歯は、世界で最も汚いと言われることがあるのを、知っていましたか？清潔好きな国民性なのに、いったいなぜでしょう。

それは間違いなく「予防」という観点がおろそかになっているから。予防を広めていくはずの歯科医師自身が、歯周病にかかっているのが現実です。

つまり、歯周病に対する正しい知識や価値観が、足りていないということだと思います。予防のスペシャリストであるべき歯科衛生士も、もちろん同じ状態です。

それにしても、どうして予防が定着しないのでしょう……。

病気になれば、誰でも治療しますよね。しかし何度も言いますが、むし歯も歯周病も、治療によって病気が完全に治るわけではありません。むし歯の治療は、「歯を修理した」だけ。長持ちさせたければ、その修理した所を定期的にメンテナンスしなければなりません。

歯周病も、それと同じ。治療後のメンテナンスが何より大切なのです。

歯科関係者にも歯周病が多いのは、このメンテナンスについての認識が、薄いからではないでしょうか。海外には、子どもの歯が生える前から、3か月~半年に一度、歯医者に通うことが当たり前の国もあります。

それに対して日本には、子どもの頃に何もなくても歯医者に通うという文化がありません。こんなに意識の違う国の人の口の中が、日本と同じなわけがありませんよね。

そもそも、ほとんどの方が歯周病について、きちんと理解できていないのが現状です。歯周病とは、どんな病気なのか、なぜ多くの人がかかってしまうのか。

それを知りたいと思った人は、ここから先を、もう少し読み進めてみてください。そうでない方は、ページをとばして、興味のある所だけ読むことをお勧めします。


歯周病は、歯ぐきや歯を支える骨におこる病気です。

進行すると、歯を支える骨が溶けて歯を失う原因になります。また、糖尿病や動脈硬化などへの悪影響、ほかにも妊婦さんの場合には、早産や低体重児出産を引きおこすことが報告されています。

まずは、歯の構造を見てみましょう。

【図5】は、左側が健康な状態で、右へ行くにつれて歯周病が進行している状態を表しています。普段、私たちから見えているのは歯ぐきまで。その歯ぐきの中が、どのようになっているのかを示したのが【図6】です。

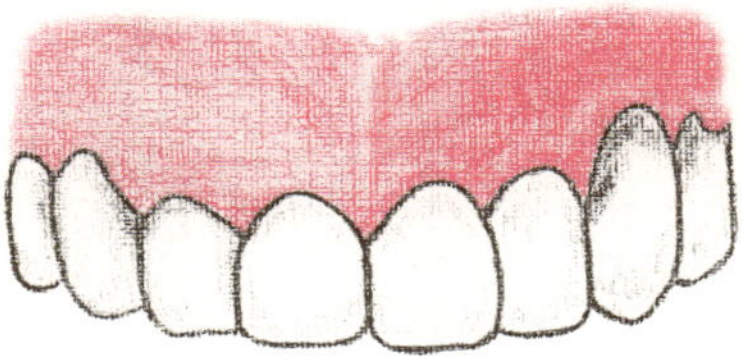

【図5】左側が健康な歯ぐきで、右へ行くにつれて歯周病が進行している状態。

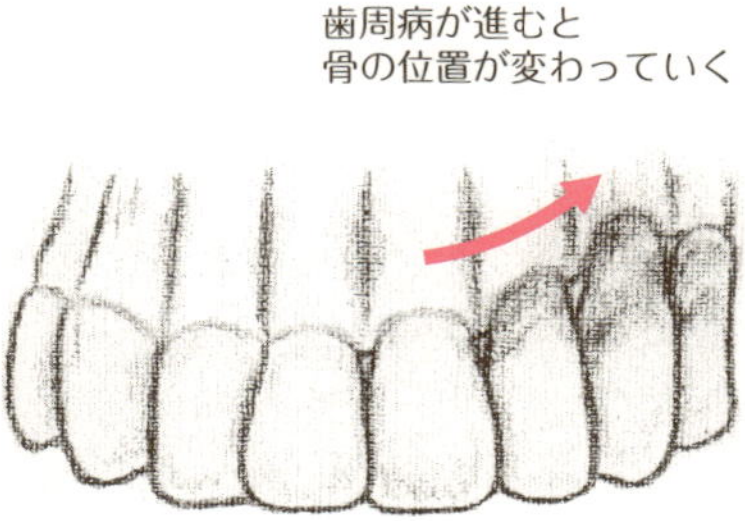

【図6】歯ぐきをめくってみると、こうなっている。

このように、歯ぐきの下には、歯を支えてくれている骨があります。【図6】の左側は健康な歯の状態で、実際に見えている歯の部分ぎりぎりの所まで骨に覆われています。しかし歯周病が進むにつれて、右側のように骨の位置が変わってきます。

これは私たちの体が、菌から身を守るために、自ら骨を溶かして感染から逃れようとしているためです。むし歯では、菌の出す酸によって歯が溶けていきます。しかし歯周病では菌が骨を溶かすわけではないのです。

歯周病原菌は、歯と歯ぐきの間で繁殖し、その時に毒素を出します。そのため歯ぐきに炎症が起こります。でも、この炎症は、歯をみがいたら少し血が出たかなと感じるくらいのもので、痛みなどの自覚症状はほとんどありません。

この時に、またしても菌と体との闘いが始まります。

炎症は、体の力によって、だいたい治ってしまうのですが、体の防御がうまくいかずに菌が勝ち続けてしまうと、どんどん菌の量が増えていきます。すると体の保つ菌の数の許容範囲を超えてしまうため、歯周病がじわじわと進んでいきます。

「歯周病が進む」というのは、炎症がひどくなることではなく、歯を支える骨が少しずつなくなっていくことです。菌が侵入してくる前に、感染から逃れようと、感染源である歯ごと追い出そうとする。つまりこれは、体の防衛反応なのです。

【図5】や【図6】で、黒く見えているのは歯石です。歯ぐきの中についた歯石の周りには、たくさんの菌がすみついているため、歯周病を悪化させる大きな原因になります。放っておくと、どんどん骨がなくなり、支えを失った歯は噛む力に耐えられなくなって、少しずつグラグラと揺れてきます。

その頃になって気づいても、もう元には戻りません。

むし歯で一度削った歯が元どおりにならないように、歯周病で失った骨も元どおりにはならないのです。

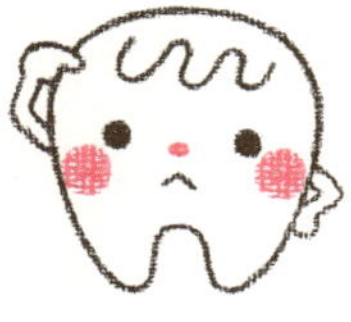

歯周病をきちんと理解する

歯周病は、むし歯と違って、自覚症状がほとんどないまま進行していきます。そのため20代くらいまでは、自分とは関係ないと思っている方も多いと思います。

しかし、歯周病の進行は、すでに始まっているのです。

今まで、歯をみがいていて、歯ぐきから血が出たことはありませんか？

あるとすれば、それは歯周病の初期症状です。

歯周病も体と菌の闘いです。もともと口の中にはたくさんの菌がいます。その中には善玉菌や悪玉菌、どっちつかずの菌など、いろいろな種類の菌がいて、その菌の数は、普段はある程度、一定に保たれています。

そのため、体が健康な時には菌の量をコントロールでき、炎症もすぐに治まってしまいます。ところが、疲れている、体調を崩している、ストレスなどで抵抗力が落ちているなどの時には、菌を減らすことができなくなって、どんどん繁殖してしまいます。しかし、菌が繁殖している状態は目で見てもわかりませんし、痛みもないことがほとんど。つまり、自分では病気と判断できないのです。

では、歯科医院では、どのように調べているのでしょうか。

歯周病が進むにつれて、歯を支えている骨は、だんだんなくなっていきます。しかし歯ぐきの中で起こっているので、見た目には、しばらく変化がありません。

そこで歯科医院では、「骨」がどこまであるのか、その位置を調べていきます。骨の位置を調べるには、「プローブ」という、先端に目盛りのついた細い棒のような器具を、歯ぐきの中に入れていきます。【図7】

そして、口の中に見えている歯ぐきの位置から、実際の骨の位置まで何ミリあるのか測っていきます。この「何ミリ」が「歯周ポケット」と呼ばれるものです。【図8】

健康な人は、1~2ミリくらいしか入っていきません。3ミリ入る所は少し注意が必要で、4ミリ以上になると、もう歯周病が始まっていて治療が必要です。

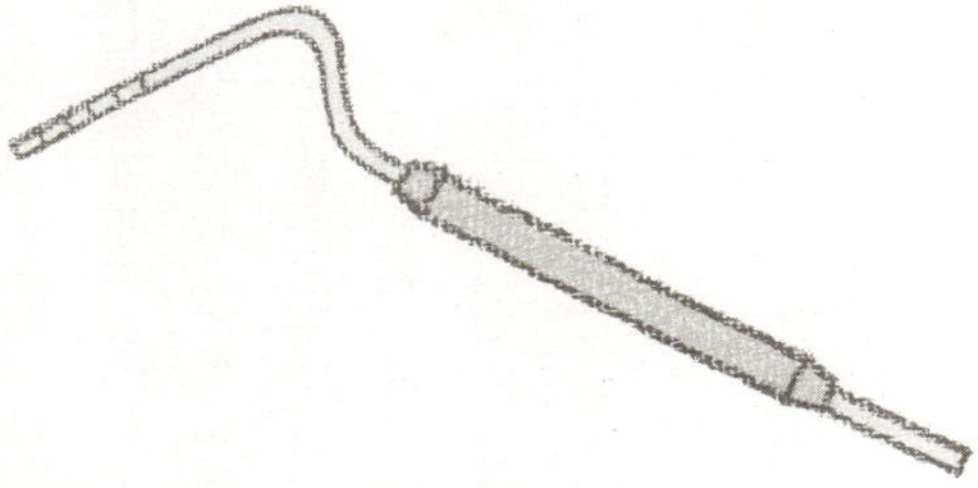

【図 7】歯ぐきの定規「プローブ」。

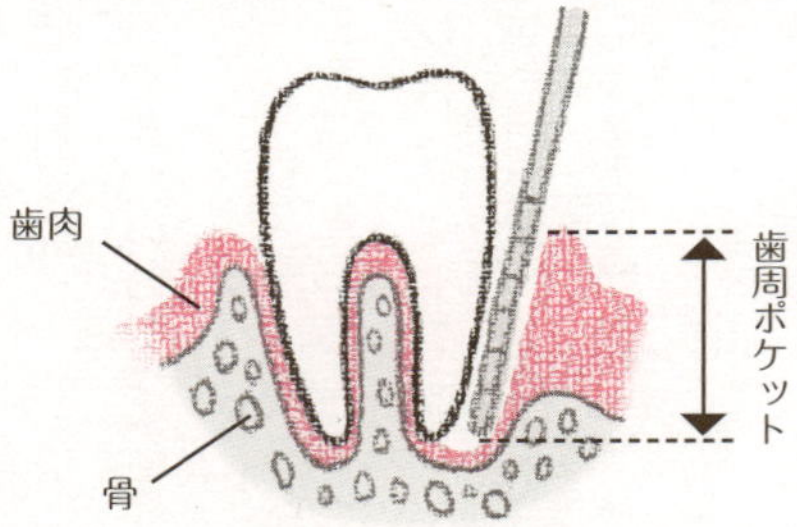

【図 8】プローブを歯周ポケットに入れて測る。

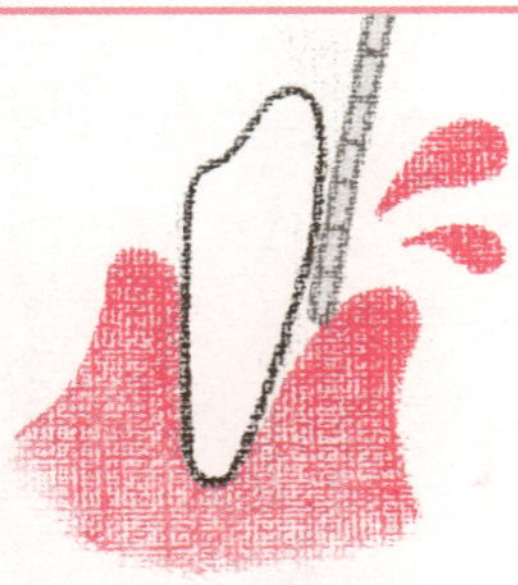

【図 9】歯ぐきからの出血。

このプローブによる測定は、測る人の手指の感覚にゆだねられるので、100％正確だとは言いきれません。そのため、レントゲンで骨の位置を確認するのも重要な診査法です。

次のページの【写真1】～【写真4】をご覧ください。歯の根の周りに白く見えているのが骨です。健康な状態と比べると、中等度、重度と、歯周病が進むにつれて、骨の位置が下がってきているのがわかります。

プローブで細かい歯周ポケットの数値を検査し、レントゲンで見えない部分を確認する。この2つの診査法で現在の歯周病の状態がわかります。

そして、もう1つ重要な情報があります。それは歯ぐきからの出血です。【図9】

プローブによる検査の時に、歯ぐきからの出血があるかどうかも一緒に調べます。この時、血が出るのは、歯ぐきが傷ついたからではありません。炎症が起きているために、血が出てしまうのです。

出血する所＝菌が繁殖している所＝歯周病が進行している状態

つまり血が出るのは、今、菌と体が闘っている場所なのです。

ですから、たとえ歯周ポケットが1～3ミリであっても、出血があれば、これから歯周病になる可能性が高いということ。これは危険です。

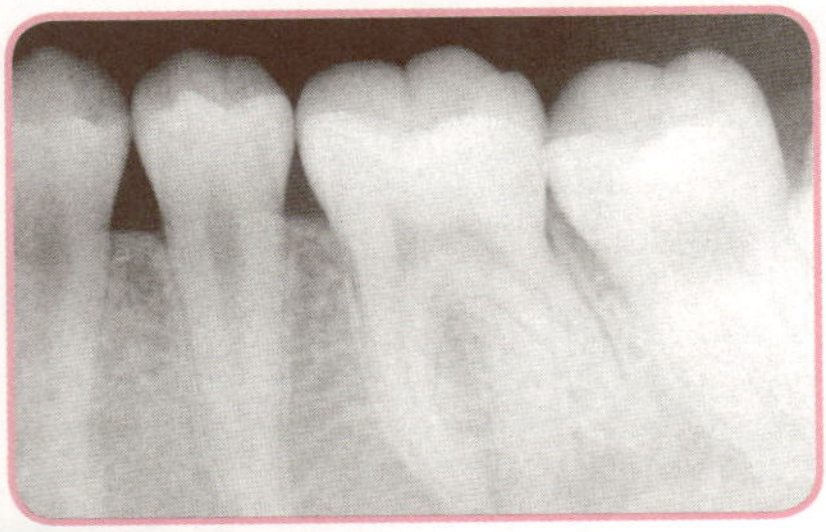

【写真1】→
健康な歯ぐきのレントゲン写真。実際に見えている歯ぐきの位置まで骨がある。

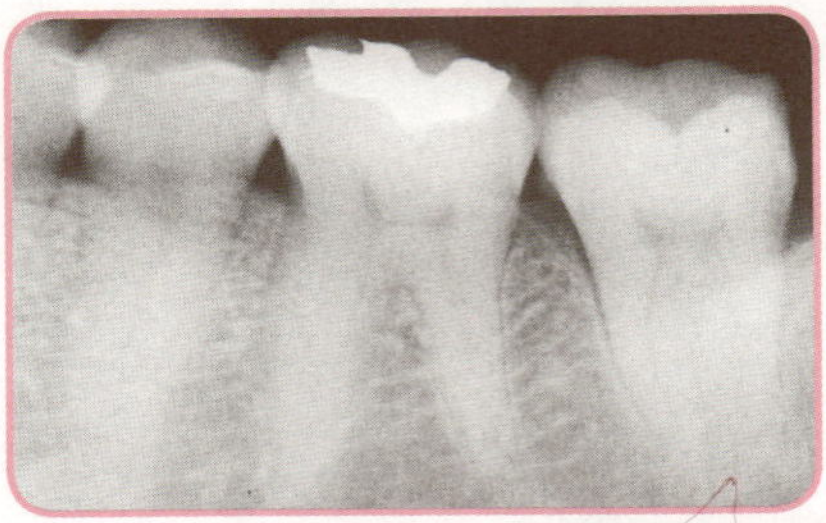

←【写真2】
初期の歯周病（歯肉炎）の歯ぐきのレントゲン写真。骨の位置は、まだ健康な歯と変わりない。ただし、歯ぐきの炎症をこのまま放っておくと、だんだん骨にも影響が出てくる。

【写真3】→
中等度の歯周炎の歯ぐきのレントゲン写真。見た目だけではわからないことが、見えない所でおきているのがわかる。
健康な歯や、初期の歯肉炎の歯と比べると、骨の位置が下がってきている。また、外からは見えない歯ぐきの中に、歯石が付いてきている。このままだと、歯周病はどんどん進んでいく。

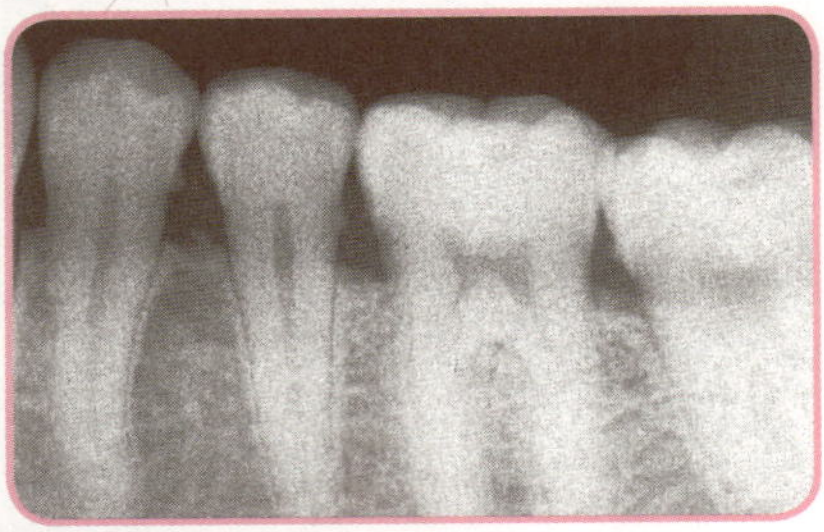

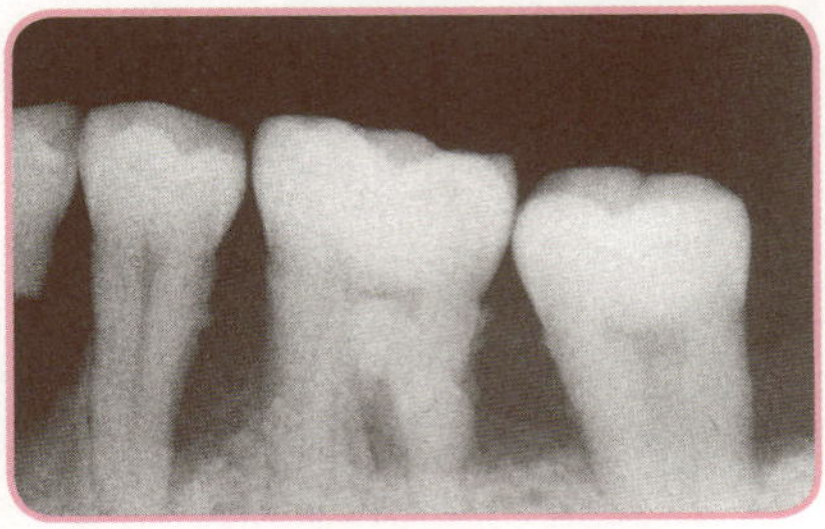

←【写真4】
重度の歯周炎の歯ぐきのレントゲン写真。歯は、もうほとんど骨に埋まっていない。これでは硬い物は食べられない。骨の支えがあるからこそ、歯で食べ物を噛むことができる。

このように、1本1本の歯を診査して、現在の歯周病の進行状態や、これからかかる危険性などを把握することが、歯周病から歯を守るためには重要になります。

歯周病は歯ぐきの中で起こっているために、初期の段階では見た目の変化がほとんどわかりません。しかも顔とは違って、口の中を毎日、鏡でまじまじとは見ないと思います。そのため、おかしいなと気がつく頃には、すでに病状が進んでいることが多いのです。巻頭ページの口絵の写真をご覧ください。健康な歯ぐきから、初期、中期、重度の歯周病（歯周炎）の歯ぐきまでを並べました。

健康な歯ぐき【口絵1】は薄いピンク色で、さわると硬く引き締まっています。これに対して初期の歯周病（歯肉炎）の歯ぐき【口絵2】は、縁が赤みを帯びています。炎症が起きているために、腫れているのです。歯みがきで血が出ることもあります。さわると、ぶよぶよしていそうな感じがしますね。

中等度の歯周炎の歯ぐき【口絵3】は、初期のものより引き締まって見える部分もありますが、実は歯ぐきの中では骨が溶けていて、歯周病が進行しています。

これを見ただけで、歯周病だとわかりますか？　自分の歯ぐきが、この写真のように見えた時、あなたは歯周病の危機を感じて歯科医院へ行きますか？　これが見た目ではわからない、歯周病の怖さです。

重度の歯周炎の歯ぐき【口絵4】になると、もう見ただけでわかりますね。上の前歯は、歯周病で抜け落ち、下の歯は、ぐらぐらしていて、歯科用の接着剤で固定しています。歯の根元に黒く見えているのは歯石です。他人にまでわかる口臭なども出てきます。

このような口の中の状態を見ても、自分には関係ないことだと思われるかもしれません。でも、決してそんなことはありません。放っておけば、誰もがこうなってしまう可能性があるのです。

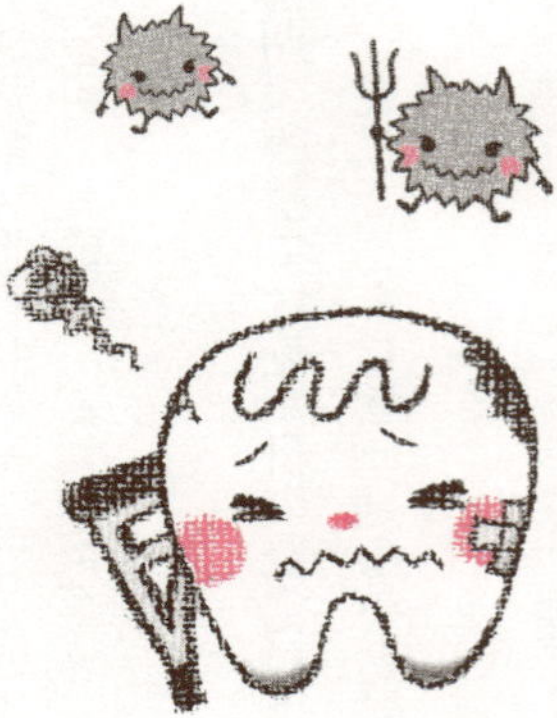

歯石を取りに、何度も通うのはなぜ？

むし歯の治療で来院した時に、「歯石も取っておきましょう」と言われて、何度か通うことになった経験はありませんか？　どうして一度に全部取ってくれないのだろうと、疑問に思った方もいらっしゃるかもしれません。

その原因としては、むし歯の治療だけ、歯石取りだけ、と思って来院した患者さんが、実は歯周病にかかっていたことが考えられます。

前にもお話ししたように、自覚はなくても、ほとんどの人が歯周病にかかっています。つまり、歯科医院側からすれば、歯石取り＝歯周病の治療なのです。

歯科医師や歯科衛生士が行う歯石取り、これを「プロフェッショナルケア」と言います。歯周病の治療には、患者さん自身が行う「セルフケア」と、歯科医院で行う「プロフェッショナルケア」の両方が必要になります。歯周病は、患者さんと歯科医師・歯科衛生士が、チームとなって一緒に治していくものなのです。

では、「プロフェッショナルケア」とは、どのようなことを行うのでしょうか。

まず、歯石やプラーク、着色汚れ（ステイン）などを取って、歯の見えている部分をキレイにしていきます。巻頭に写真とその説明がありますので、【口絵7】～【口絵10】をご覧ください。

最初にこのような汚れを取るのは、患者さんが歯みがきをしやすくするためです。

歯石がついていると、歯ブラシが歯と歯ぐきの境目に当たらなかったり、歯と歯の間がよくみがけなかったりします。その結果、プラークが溜まったままになって、菌がどんどん繁殖してしまうのです。そこで、まずは歯みがきのじゃまになる、見えている歯石を取っていきます。

それから、お茶やコーヒー、赤ワインなどでついてしまう、着色汚れ（ステイン）も取ります。この着色自体は菌ではありませんが、歯の表面がつるつるではない状態になるので、プラークがつきやすくなります。だから着色も取って、つるつるの面にしてあげます。

ここまでは準備運動のようなもの。患者さんの歯みがきが上達してきたら、本格的な治療の開始です。

それは見えない部分（歯ぐきの中）の歯石を除去すること。歯周病の治療では、これがとても重要なのです。

歯周病は、歯ぐきの中についている歯石が原因で進行するので、取り残しがあると治りません。しかし見えない部分についているので、患者さんはもちろん、歯科医師や歯科衛生士でも確認しにくいものです。

では、どのようにして、これを取るのでしょうか。

基本は、歯ぐきの中へ専用の器具を入れて、歯石の有無を確認しながら、1本1本丁寧に取っていきます。

歯石がついていない部分でも、歯の根の表面がザラザラになっていると、そこにプラークがつきやすいので、やすりをかけるようにつるつるに仕上げていきます。

この時、歯ぐきの中に触れていくため、痛みが出そうな場合には、前もって麻酔をして行います。

また深い歯周ポケットの場合は、歯ぐきをめくって、歯の根を目で確認しながら歯石を取っていくこともあります。そうすれば、確実に歯石を取りきることができます。でも歯ぐきをめくるなんて、想像しただけでも痛そうですよね。

このような治療は、患者さんが受ける負担と、それを行う効果をきちんと検証して、相談して決めていくことが大切です。

すべての歯に、ひととおり治療が終わったら、どれくらい良くなったか、歯石の取り残しはないかなどの検査をしてから、再治療や経過観察、メンテナンスへと進んでいきます。

ここまでの治療期間は、健康に近い方なら1か月くらいで済みますが、場合によっては半年~年単位でかかってしまう場合もあります。

歯周病は時間をかけて進んできた病気です。そのため、治る時にも同じように時間がかかると思って、根気強くゆっくり治していきましょう。

途中でやめてしまうことが、一番危険なのです。

歯ぎしりとタバコで歯周病が悪化する

歯周病のセルフケアということで、歯みがきなど、毎日自分自身で行えることについては前にお話ししましたが、ほかにも実はもう1つ、私たちが自分で気をつけるべきことがあります。

それは「リスクファクター（危険因子）」を少なくすること。

このリスクファクターとは、病気を悪化させるもののことです。

もともと歯周病は、歯と歯ぐきの間に入り込んだ菌と、生活習慣の問題から起こる病気です。歯みがきや歯科医院での治療は、歯周病の病原菌対策になります。

では、歯周病のリスクファクターとなる「生活習慣の問題」とは、どのようなものなのでしょうか。

一番わかりやすくて大きな原因は「喫煙」です。

「喫煙者はタバコを吸わない人に比べて2〜6倍、歯周病になりやすい」というデータがあります。喫煙歴が長く、1日に吸う本数が多ければ多いほど、歯周病が重症化することもわかっています。

どうしてタバコが歯周病に関係するのでしょうか。

その理由は、タバコが体の抵抗力を弱めてしまうことにあります。その仕組みは、次のようなものです。

タバコを吸うと、まずニコチンによって血管が収縮し、歯肉に酸素や栄養が行きにくくなってしまいます。すると、血の巡りが悪くなり、血行障害が起こります。その結果、菌と闘う白血球の機能が低下して、口の中の抵抗力が弱まります。

そのために歯ぐきを治すのに必要な働きが抑えられ、菌にとって繁殖しやすい環境をつくってしまう結果になるのです。

また、タバコを吸っている人の歯ぐきは炎症症状が少ないため、歯周病にかかっても気づきにくく、知らない間に進行してしまいます。しかも進行が早く、治りにくいという、とにかく悪いことづくめなのです。

それから、歯ぎしりや食いしばりも、歯周病を悪化させるリスクファクターです。これらは無意識のうちに、普段の食事の時には使わないくらいの強い力を、歯に加えます。これでは、自分自身で強く歯を揺らし、少しずつ歯を抜くような作業をしているようなもの。これを毎日、寝ている間に行うことで、少しずつダメージが蓄積されます。

歯ぎしりをしているのに、自覚していない人も、たくさんいます。

ギリギリと音が出るタイプだけが歯ぎしりではありません。ぎゅっと噛み締めるタイプもあって、その場合、周りの人にも気づかれないことがあります。

歯ぎしりの原因には、噛み合わせやストレスなどがありますが、クセになっている方も多いようです。

注意してほしいのは、眠っている時だけでなく、パソコンや車の運転など、集中している時に、無意識に奥歯を噛み締めてしまうことです。

ふと気づいた時に、「今、噛んでいた！」という方は要注意です。食べ物などを噛む時以外は、上の歯と下の歯は離れているのが、リラックスした口の中の状態です。

もし、その感覚がわからないようでしたら、一度ぎゅっと強く噛み締めてみてください。

それから、フッと力を抜いてください。

今、上下の歯は離れましたよね。それが平常時の正しい口の中なのです。

ほかにも歯周病を悪化させるものとして、糖尿病や、薬の副作用、内科の病気、ホルモンバランスの変化、偏った食生活、ストレスなどがあります。

さらに、【写真5】のような神経を取った歯も要注意！

歯の根の病気が原因で、歯周ポケットができてしまうことも多く、歯周病と歯の根の病気には大きな関わりがあります。そのため、歯周病の治療だけでなく、歯の根の治療（根管治療）もしないと治らないことがあります。

また、歯並びや治療済みの歯も、リスクファクターになることがあります。

例えば、歯並びが悪く、歯と歯が重なっていたりすると、どんなに歯みがきをがんばっても、歯ブラシの届かないすき間が

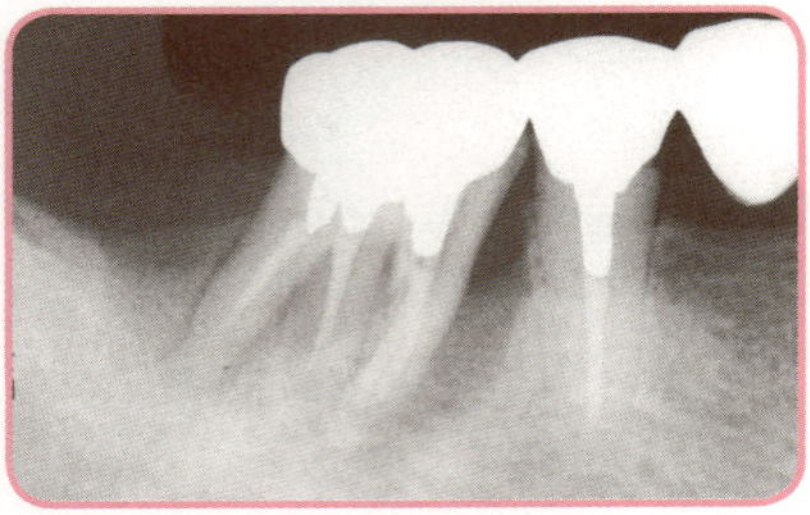

【写真5】
神経を取った歯のレントゲン写真。歯の根の病気が原因で歯周ポケットができている。このような場合には、歯の根の治療と歯ぐきの治療の、両方が必要になる。

存在してしまいます。すると、その部分には菌が溜まったままになります。

それから、治療済みの歯。例えば「ブリッジ」と呼ばれる被せ物の場合は、歯が1本ないところで、両脇の歯を橋渡しのようにして使うため、間に偽物の歯が入ります。このような治療したところは、自分の天然の歯より汚れが溜まりやすくなってしまいます。

また、入れ歯の金具をかける歯の周りも要注意です。ほかの歯より力の負担がかかるため、みがき残しがあると、すぐに歯周病が進行してしまいます。

高齢になるまで、健康な口の中を保っていられる人は、もともと「リスクファクター」が少ないようです。

今からでも、なくせるリスクはなくしていきましょう！　治療してしまった歯など、元に戻せない箇所は、そのリスクを上手にコントロールして、今の自分のベストを目指していくのです。

現在では、5年後の自分にはどのくらいガンのリスクがあるのかなど、超早期発見ができる時代になってきました。また、再生医療もどんどん進化し、これからもっと普及していくことでしょう。

つまり、人の寿命は、ますます延びる時代になっています。

長い長い人生を、どれだけ健康で過ごせるかが、より良い人生をまっとうするポイントとなるのではないでしょうか。

ちなみに口の中がキレイで健康な人は、ガンの罹患率が低くなることや、インフルエンザの発症率も10分の1になるということが報告されています。

口の中の健康は、そこだけに留まらず、全身の健康と、それによる人生の幸せへとつながっていくはずです。

第5章

治療しないために
歯科医院へ通おう！

海外から見たら
「非常識！」な日本の現状

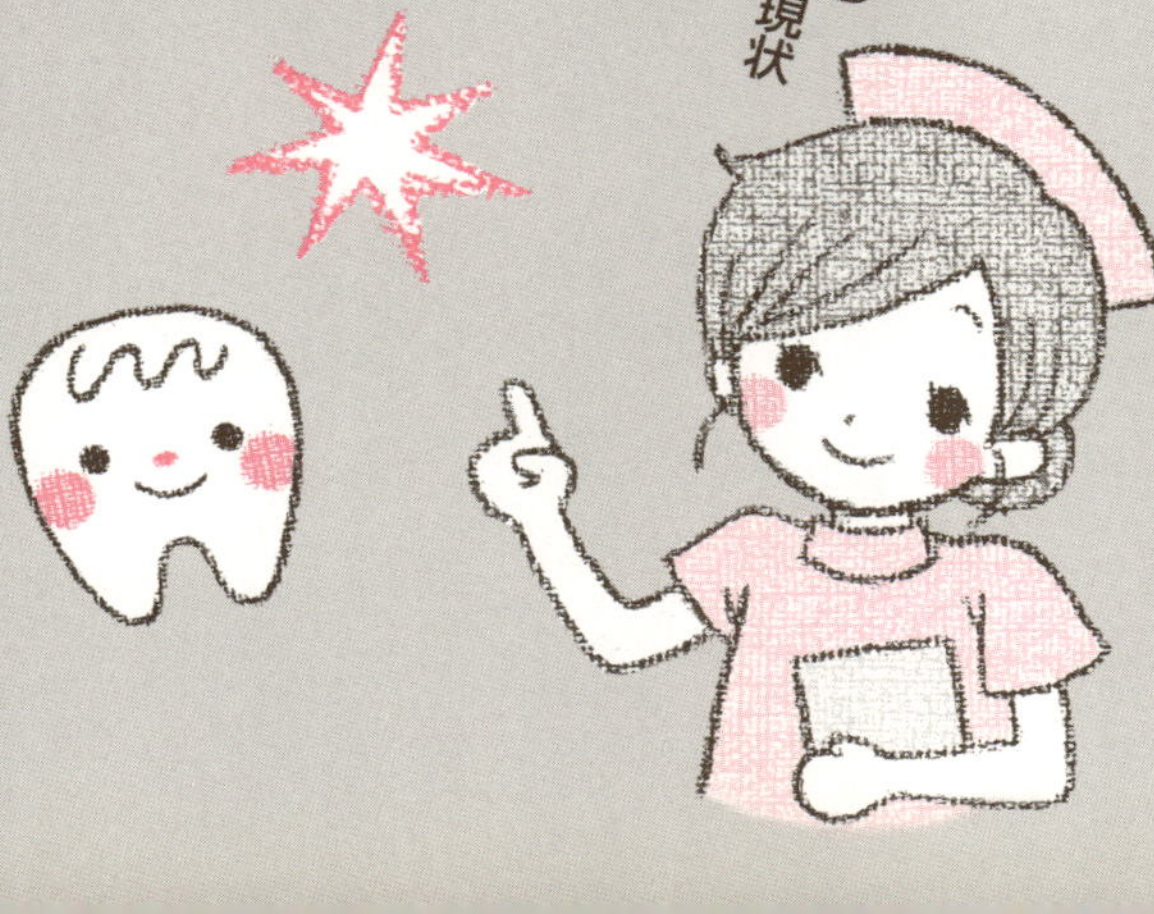

実は格安！　日本の歯科医療費

みなさんが支払っている日本の歯科医療費が、とても格安なことを知っていましたか？

実は他の先進国の４分の１～10分の１という、低い料金設定で治療を行っているのです。

それなら技術も４分の１でいいのでしょうか。

もちろん、それは困りますよね。日本の歯科技術が世界でもトップクラスなのは間違いありません。

それなのに、日本人の口の中の状態は、海外の人から見るとひどい人ばかり……。

日本人の12歳で、１本もむし歯のない子どもは約30％です。しかし予防の先進国といわれているスウェーデンでは、なんと90％もの子どもが、むし歯は１本もないのです。

この大きな差は、いったい何が原因なのでしょうか。

予防には保険がきかない

子どもの歯から大人の歯へと生え換われば、抜いた歯はもう2度と生えてきません。むし歯になって治療した箇所は、「元に戻った」のではなく、「修理した」だけなのです。

車や家でも、こまめにお手入れすればするほど、キレイな状態で長持ちします。そのために定期的に車検をしたり、塗装をやり直したりしますよね。

歯にもメンテナンスが必要で、一度修理した箇所を、時には再修復しなければならないこともあります。歯の修復治療には、時間もお金も、時には苦痛も伴います。

どう考えても、最初からむし歯にしないのが一番ですよね。

それなのに日本の保険制度は、病気の人には優しく、健康な人には厳しくできているように思います。

というのも、健康な人への歯のクリーニングや、むし歯のないお子さんへのフッ素塗布などの、「予防」には保険がきかないのです。

もともとそのような保険の仕組みになっているので、お口の中に何の問題も抱えていない人が歯医者さんに行くこと自体が、おかしなことのように思われて、行くのをためらう人や、行かなくてもいいのだという考え方が浸透しているのかもしれません。

治療がひととおり終わった患者さんには、よく、定期的に来院してくださいねとお話しします。そこでメンテナンスの大切さを理解していただいて、「なんともない状態の時にこそ、来院すべきなのだな」と考え方を変えることができれば、まだ良い方かと思います。

しかし本当は、生まれて初めて歯科医院に行く理由が「むし歯」ではなく、「予防を兼ねた健康維持」となるのが理想のかたちです。

美容室やエステ、マッサージなどと違い、歯医者に行きたくてしょうがないという人は稀だと思います。治療が終われば、これでもう通わなくて済むと思われてしまうことが、ほとんどではないでしょうか。そして、またどこか異変を感じてから歯医者へ行く……。

それを繰り返していくうちに、だんだん歯がなくなり、いつの間にか歯医者へ通う頻度が多くなる。結果として歯は少なくなったにもかかわらず、歯にかけるお金や時間は多くなっていく。このような悪循環が生まれているのです。

あなたは歯を削ることにお金を払いたいですか？　それとも削らないことにお金を払いたいですか？

若いうちから健康に投資することは、結果的には絶対にお得です。失敗がなく、後になってからでは、お金では決して買えないものだからです。

本来の意味で言えば、その「個人の健康」を維持するために、社会全体で協力していくことが、世の中を良くしていくのにつながるのではないでしょうか。

お口の健康は、全身の健康へとつながります。

健康な体で美味しく食事がとれれば、食を通して、周りの人たちと一緒に幸せな時間を過ごすことができます。

健康は豊かな人生を送るために欠かせないもの。できることなら、健康維持である「予防」にこそ、保険を使える仕組みをつくってもらいたいと思いませんか？

治療費の安さで失われる「大きな価値」

先ほどお話ししたように、日本の治療費は格安です。実はその安さが、みなさんの歯（口の中）の健康を奪っていく原因の1つかもしれません。

歯科医師はもちろん、医療従事者なら、患者さんに最善を尽くして、最良の方法で治してあげたいと思っているはず。しかし、それができない現状があるのです。

「歯医者さん」というと、経済的に余裕があるイメージを持たれる方も、少なくないと思います。確かに、歯科医の数が少ない数十年前はそういうこともありました。

しかし現在では、歯科医院の数が増えに増えて、医院によって格差はあるものの、業界としては厳しい状態に置かれています。

どこの業界でも、そうだと思われるかもしれませんが、1つわかっていただきたいのは、歯科治療が人の体を扱う仕事だということです。想像以上に神経を使い、肉体的にも精神的にも、とても過酷なものであるということなのです。

ちなみに、1日に何人の患者さんを治療しなければ、歯科医院の経営が成り立たないと思いますか？

日本の保険制度に準じた診療を行うと、1日に25人は必要なのです。

労働時間を1日8時間とすると、1人の患者さんにかけられる時間は20分もありません。

その限られた時間の中で、細かい作業を、目と指先の感覚を頼りに行っていく、とても集中力のいる仕事です。

ましてや相手は物ではなく人の体。失敗はできません。

それでも、歯医者さんも人間です。どうしても集中力には限界がありますし、目も肩も腰も、様々な所に負担がかかってきます。また、より良い医療を提供するための勉強や学会への参加など、診療以外で行わなければならないことも、たくさんあります。

その上で、日々の診療をし続けなければなりません。

歯科医院は大きな総合病院とは異なり、代わりの先生がいないことがほとんどです。疲れたままでは、治療の質も下がってしまいます。本当はベストな状態で、たくさんの時間をかけて最高の治療をしたいのに……。

このようなジレンマを抱えた先生も、多いのではないでしょうか。

患者さんの立場としては、1本の歯の治療で、どうして何回も歯医者に通わなければいけないのだと、疑問を持たれることもあるかもしれません。もしかしたら、この先生は上手ではないのかなとか、治療費を稼ぐために通わせているのかなとか……。

治療に関する説明が不十分で、このような不信感が生まれてしまうのが、一番悲しいことだと思います。

先ほどお話ししたように、1人にかけられる時間は約20分。その間に、十分な説明もしつつ、繊細で複雑な歯の治療を全て終えることができるのでしょうか。

家を建てるのと同じで、歯の治療の場合でも、まずは基礎となる土台がしっかりしていることが大前提です。

お口の中でいうと、歯ぐきがその土台になります。その上で、どのように治していくか、患者さん自身がどのような結果を望むのかによって、方針を決めていきます。

たとえ1本のむし歯でも、その歯だけを診るのではなく、口の中全体の環境を整えていくのが、私たち歯科医療者の仕事です。

心地よいキレイな環境をつくりあげるには、時間も期間もかかります。1回20分の治療では、日にちを変えて続きを行っていくしかないのです。


本当は、このような説明をしっかりしてあげたい。しかし、そうすると治療時間がなくなってしまう。そのため、患者さんはよくわからないまま、だらだらと治療に通っていると思ってしまうのでしょう。

今後、少しでも歯科医院とのわだかまりがなくなることを、そして患者さんが納得して治療が受けられ、安心して通い続けることのできる歯科医院が増えるようにと願っています。

そして歯医者さんが、自分自身でも受けたくなるような、本当にしたい診療ができる環境になっていきますように。

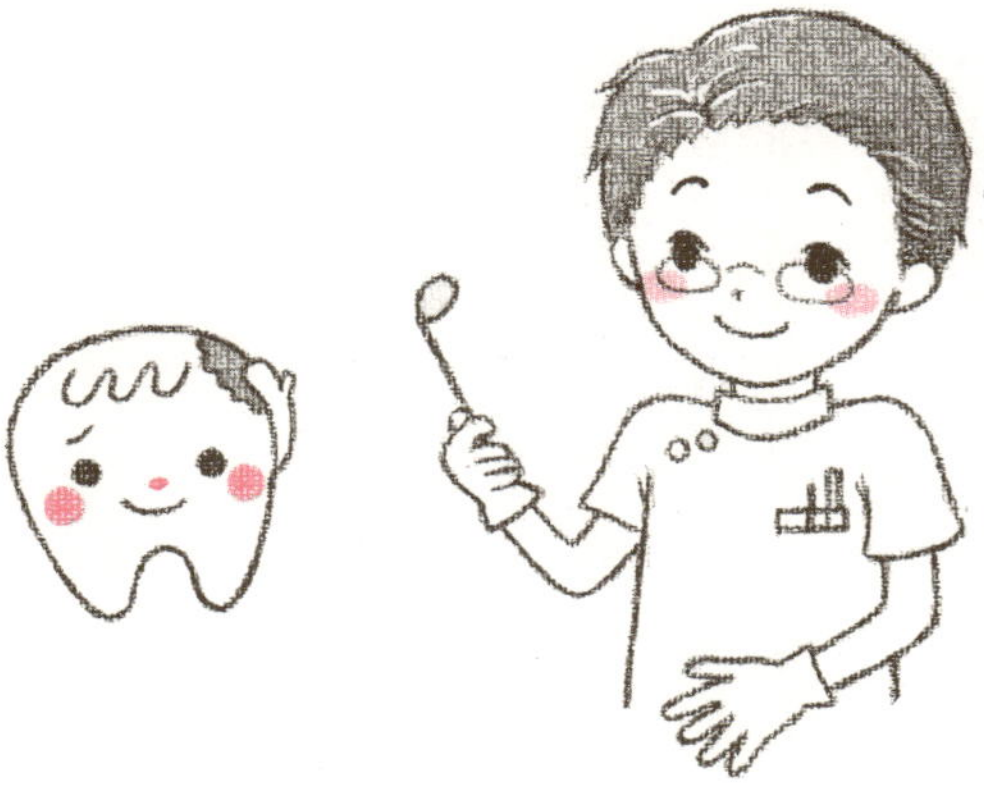

外国人の歯がキレイな理由

日本人の80歳では、どれくらいの歯が残っていると思いますか？平均6～8本です。ところが予防の先進国スウェーデンでは15～20本残っています。歯の本数では2～3倍ですが、「生活の質」という観点から見ると、もっと大きな格差があると思います。いったいこの差は、どうして生まれてしまったのでしょうか。

ちなみに、一日の歯みがきの回数は日本人の方が多いそうです。何度もお伝えしてきましたが、歯を守るための方法は、決して歯みがきの回数だけではないことがわかりますね。スウェーデンなど、予防の先進国である北欧では1人1人の意識が高く、国の政策も予防に重点が置かれています。こうした国々では、子どもはまだ小さな頃から、意識の高い両親の躾を受けて育ちます。

躾とは身をもって教えることです。まずは、躾を行う側が「子どもにこうなってほしい」自分でいることが大切なのだと思います。

子どもに良い躾をしていくことで自分自身も学び、さらに自らを美しくしていくことにつながる。だからこそ、「身を美しく」と書いて「躾」になるのかもしれません。

それから、スウェーデンでは「歯医者は怖い所」という感覚がないそうです。出産前から両親への指導があり、むし歯になる前から予防のために歯科医院に通うのは当たり前。さらに19歳までは、矯正も含めて歯科治療が無料なのです。

それなら格差があるのも当然と思うかもしれません。では、今の日本で歯科治療を無料にすれば、それだけでスウェーデンと同じくらい歯の健康な人が増えるのでしょうか……。

北欧以外にも、アメリカなど他の先進国では、歯の矯正や、むし歯にならないための予防が生活に根づいていて、自分のもともとの歯が健康できれいな状態に保たれています。海外の映画やドラマには、歯みがきやフロスをしているシーン、歯を矯正している登場人物が多く見られるところにも、文化の違いを感じます。歯を白くするホワイトニングの技術はアメリカから入ってきたものですが、歯が健康だからこそ、さらなる美しさを求めた結果なのかもしれませんね。

歯みがきと一緒にフロスを使用するのも、子どもの頃から習慣になっています。

顔や体を洗うのと同じように、当たり前の行動の1つにしてしまうこと。それが大切なのです。

何事も、途中から習慣づけるには根気が必要です。

日本で予防が定着しないのは、子どもの頃からの生活環境に問題があるのかもしれません。それは家庭だけの問題ではなく、この国の社会の問題でもあります。

スウェーデンでは、予防の重要性に気づいた歯科関係者が政府に働きかけ、その結果、国が動いたことで予防が広まりました。

それは理想的なことですが、社会が変わるのは容易なことではないと思います。これからは社会の価値観ではなく、自分の価値観に沿って行動していくことが必要なのかもしれません。

そのためにも、自分が良いと思ったら行動に移していくこと。

自分の子どもに良い歯をプレゼントしたいと思うなら、歯に良いことを子どもの頃から始めて習慣化していきましょう。自然と身について、それが後になって良かったなと、お子さんに思ってもらえるような躾ができれば、とても素晴らしいことだと思います。

日本人の歯がキレイではない理由

外国の人が日本のテレビを見て、びっくりすることがあるそうです。

それは、日本人の歯並びの悪さ……。

一般人ならまだしも、テレビに出るような知識も知名度もあるような人が、口元に気をつかっていないという事実に驚くのです。

ある程度の年齢を重ねてからの顔は、その人の生き方を反映したものだといいます。

またアメリカでは、歯はその人の履歴書だといわれています。

それだけ、お口の中には、その人の人となりが表れるものなのでしょう。見た目の問題だけでなく、それ以上の奥深いものが、口元には反映されているのです。


例えば、他の先進国では、歯のメンテナンスに通うのは当たり前のこと。国によっては、むし歯になってしまうと高い治療費がかかるので、なるべくむし歯にならないように気をつけているそうです。こういうことも、メンテナンスに通う理由の1つかもしれません。

「治療費が高い＝歯は高いもの＝大切なもの」というような、日本とは逆の考え方が根づいているのではないでしょうか。

大切な歯を、大切に扱っていない人は、きちんとした教育を受けていないのではないか。そう思われてしまうのかもしれませんね。

そのため、歯の手入れが行き届いていることが、その人自身の評価とされる社会になっているのでしょう。

こうした考え方には、物事の本質をつく部分があるように思います。

自分自身を大切に扱うことすらままならない人が、ほかの人や物を大切にできるはずがありません。

アメリカでは肥満に対する評価も厳しいと聞きます。「自己管理」というと、常に自分に厳しくしなければならないというイメージがありますが、その厳しさとは「自分の欲求に負けてはいけない」ということなのではないでしょうか。

「寝る前に歯をみがかないと……でも、めんどくさいから、今日はこのまま寝ちゃおう」

とか、「ダイエットは明日から始めればいいや」とか、そうした欲求です。

食べたい、寝たい、やりたくない……などの欲求に負ける時、人は様々な言い訳をして自分を正当化します。

心では、本当に大切なことをわかっているのに、それに背いた行動をとりつづけると、やがてそれが悪い習慣になり、だんだん正しいことがわからなくなってしまうように思います。

心から気持ちよく行えるのが正しいことです。

それを行動に移すのも、時には甘えてしまうことも、自分の頭と心で考えて選択することに、意味があるのです。

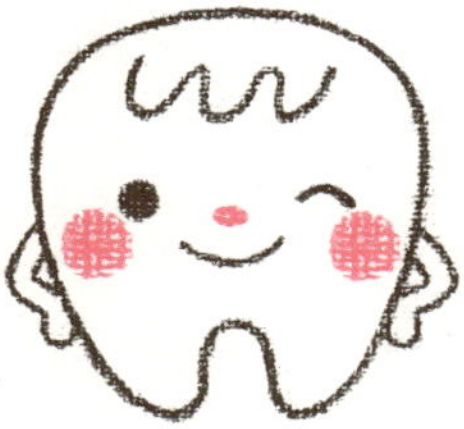

輝く笑顔のつくり方

外国の人は表情がとても豊かですよね。何よりみんな笑顔が素敵で、こちらまでつられて笑顔になるくらいの、大きな笑顔を向けてくれます。

人を最も美しく見せてくれる表情、それは笑顔に勝るものはありません。笑顔は年齢や人種を問わず、誰もが魅力的に見える表情です。

そんな笑顔にも、いろいろな種類があります。

大きな笑顔からは人を元気にするエネルギーが出ています。思わずつられて笑ってしまいそうになる、人の心を開く太陽のような笑顔もあれば、陽だまりのような穏やかな微笑みもあります。微笑みは周囲を明るくし、人を和ます力や、励ます力があります。微笑みは、究極の癒しを与えてくれます。

しかし、口元に何かしらのコンプレックスを持っていると、それが理由でどこか自信のない笑顔になってしまうことがあります。

ちなみに、笑う時に口を手で隠すクセ。これは日本人だけの所作のようです。扇子で口元を隠して笑っていた時代もあるなど、品の良い笑い方ともとれますが、海外では「話したくありません」という合図にとられてしまうこともあるようです。

手で隠すのは、歯並びや口臭など、口元に対する自信のなさからもきているのでしょう。隠すことなく思いきり笑うことができたら、今よりもっと気持ちよく生きられる人が増えるのではないでしょうか。

笑顔が素敵なのは、自分に自信を持っている人です。自信を持つというのは、自分を信じるということ。信じるためには日々の積み重ねが大切です。

そのためには、お口の中でも体でも、毎日丁寧にケアをすること。心地良いと思えることを、自分にしてあげることです。

自分を大切に優しくすることで、周りの人にも優しくなれるはず。

笑顔に自信が持てれば、自然と笑顔が増えます。自分に笑顔が増えれば、必ず周りにも笑顔が増えていきます。

笑顔は人を幸せにします。笑顔になるだけで、周りの人へ幸せをプレゼントできているのです。

自分を大切にすることが、結果として周りを幸せにすることになり、またそれが自分の幸せにつながっていくのだと思います。

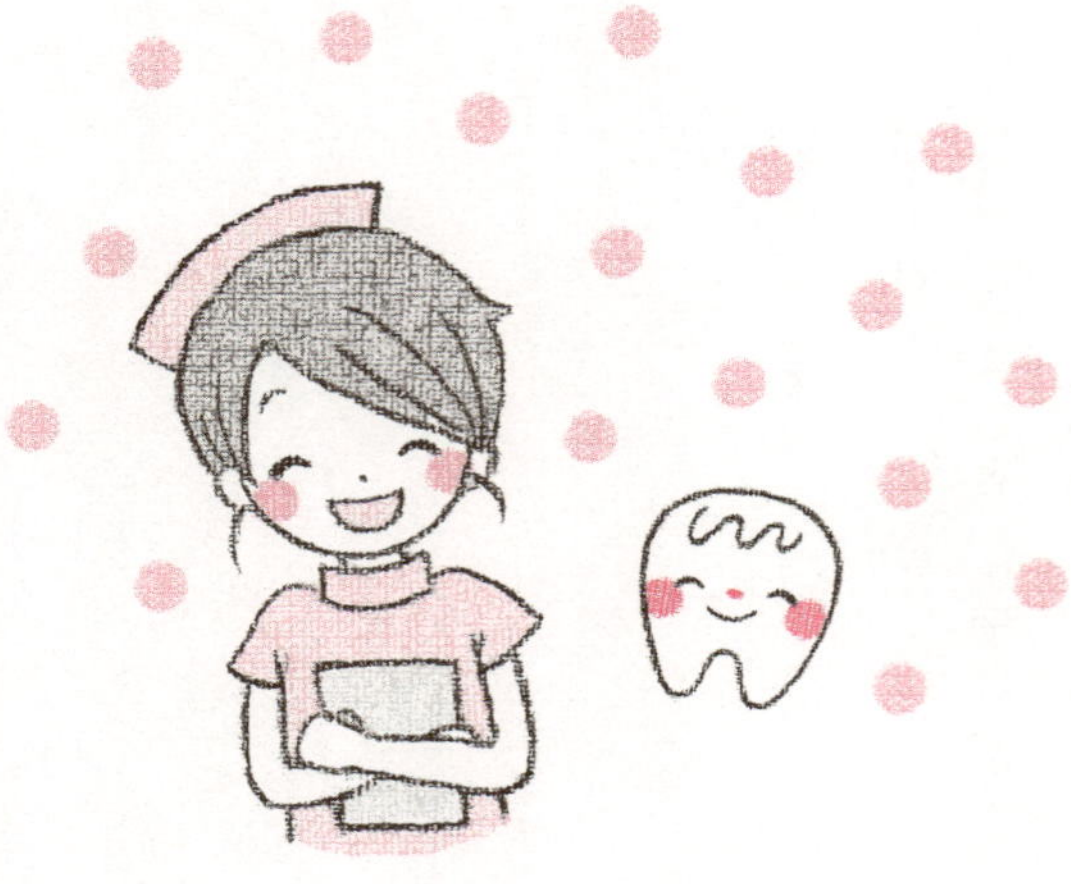

良い歯科医院の選び方

歯科医院を判断する前に、まず必要なものがあります。

それは選ぶ立場である、あなた自身が、本当に大切にしなければならないのは何なのか、それを知ることです。

この本で、一番お伝えしたいのは、自分自身の歯の大切さ。そして、その大切なものを守るための「予防」の大切さです。

何でもそうかもしれませんが、どれくらい大切なのかという、自分にとっての本当の価値は、失ってから、または失いそうになってからでないと、なかなか気づくことができないものですよね。

今は、当たり前のようにあるものの大切さにこそ、なかなか気づけないものです。

今現在、「健康」な方は、その大切さをぜひ想像してみてください。

◆自分の歯を残すことが大切な5つの理由

1　噛むことで将来も健康な体を維持できる

運動能力が高まり、将来、寝たきりになるのを防ぐ一因となります。

2　幸せを感じる機会が多くなる

歯がなくなると噛むことが不自由になり、食事がとりにくくなってしまいます。消化も悪くなって、胃や腸に負担がかかり、体調にも悪影響が出てしまいます。味覚が変わって、食べ物が美味しく感じられなくなることも……。

でも歯があれば、いくつになっても好きな物を食べることができます。美味しいものを、好きな人と一緒に楽しむことができるのです。

3　全身と心の健康を保てる

噛み合わせが変わることで姿勢が悪くなったり、肩こりが出ることもあります。

また、姿勢が悪いと、考え方もネガティブになりやすいという傾向があります。その結果、連鎖的に心の健康を損なうこともあるのです。

反対に、いつも背筋がピンと伸びた、姿勢の良い人が、とてもネガティブな考え方をする、なんていうことは、あまり想像できませんよね。

良い噛み合わせで、プロポーションの維持と、前向きな気持ちを保っていくことができます。

4　時間とお金に余裕ができる

歯の治療には多くの時間とお金がかかります。

年齢を重ね、治療を繰り返すほど、時間もお金も、もっとたくさん必要になってきます。健康な時から予防に投資することが、何よりもお得なのです。

5　笑顔に自信が持てる

人工的な歯では、やはり本物にはかないません。表情が乏しくなって、自然な外観や表情を保つことが難しくなり、見た目に自信が持てなくなってしまうこともあります。すると外出が減ったり、会話が楽しめなくなって、内向的な性格になってしまうことも。

自分の歯が健康であればあるほど、何も気にせず笑うことができます。

そして、そんな笑顔は周りの人まで笑顔にするのです。

ご自分の歯の大切さが、少しは伝わったでしょうか。

良いことばかりを、少し大げさに伝えてみました。しかし、よく考えてください。「歯があること」のデメリットは、何1つないのです。

では、どうすればその大切な歯を守れるのでしょう。

これまで何度も、予防の重要性をお伝えしてきました。その「予防」をする前に、まずしなければならないことがあります。

そもそも歯を失う原因である、むし歯と歯周病には、人によってかかりやすさ、かかりにくさがあります。自分がどちらのタイプなのか、正確に知っていますか？

そのタイプ（リスク）によって、予防法は異なってきます。

むし歯があるのか、歯周病なのか、現状を知ることはもちろん大切ですが、自分はむし歯になりやすい人間なのか、歯周病になる可能性はこの先どのくらいあるのか、そうしたことをしっかり知っておくことが、とても大切なのです。

どこの歯科医院でも、お口の中がどうなっているのか、その現状は教えてくれますが、これからどんなリスクがあるのか、それを調べて教えてくれる医院は、とても少ないのが今の日本の歯科医療の実態です。

しかし、きちんとされている医院も、もちろんあります。歯科医院を選ぶ際には、ぜひ参考にしてみてください。

良い歯科医院とは、患者さんと一緒に、今の状態を把握し、より良い未来を創造していける医院なのかもしれません。

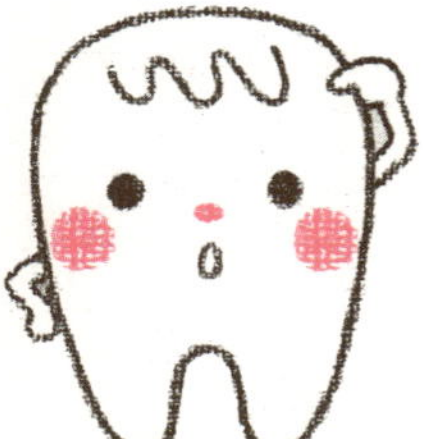

どういう状態になったら歯医者に行くべき？

どのタイミングで歯医者に行けばいいのかわからない、という声を聞くことがあります。

その答えはとても簡単。「どうかなる前」に行きましょう。

どんな人であっても、最適な時期は「今」なのです。痛い所、気になる所があれば、すぐに行くべきですし、とても調子が良いのであれば、その状態を保つために、なるべく早く行くべきです。

しかし「病院」となると、どうしても、「病気」にならないと行ってはいけない場所というイメージがあるかもしれません。

では、美容院やエステはどうでしょう。「キレイ」を保つため、「キレイ」をみがくために通いますよね。しかも一度行けば、それでおしまいというわけにはいきません。

お肌や髪の手入れは日常的に必要ですし、それ以外にも定期的にサロンへ行って、プロの手で調子を整えてもらったりするのではないでしょうか。サロンへ行く時、どんなキレイな自分と出会えるか、非日常的な空間に心が弾むこともあると思います。

歯科医院も、そんなワクワクする場所であってほしい。

そのためには「治療」で通うのではなく、「予防」のために、「歯のスペシャルケア」に定期的に通ってみましょう。

歯は毎日使うもの。今まで何十年も使ってきました。そしてこれから先も、ずっと使い続けるものです。老朽化しないように、そして毎日の感謝を込めて、ピカピカにきれいにしてあげることで、歯も気持ちよく元気でいてくれるはずです。

メンテナンスを始める年齢が若いほど、歯の健康を維持することができます。

お肌のエイジングケアも、しわやシミができてからどうにかしようとしても、大変ですよね。特にシミは紫外線の蓄積。どれだけ浴びたのか、肌は覚えているといいます。

お口の中も同じです。これまで、どれくらいみがき残しがあったのか……。

エステや化粧品売り場には、シミの予備軍などを映してくれる器械がありますが、歯の状態も、あのように目に見えてしまえば、今からでも気をつけなければと、きっとあなたも焦るはずです。

お口の中がこれからどうなっていくのか、それを映し出してくれる機械はまだありませんが、様々なデータをもとに、今後の予想と対策ができるようになりました。

今後の「むし歯を避ける可能性」を示してくれるものや、歯周病の現在の病状とそのリスク、どんな治療が適しているのか、歯を守るために定期検診にはどのくらいのペースで通えば良いのかなどを、コンピューターが分析してくれるものもあります。

患者さんの口の中の精密な検査を行った上で、様々なデータや、全身的な病気、生活習慣などの項目を入力することで、その人自身の「結果」が出ます。

もちろんコンピューターによる分析は完璧なものではありませんが、医療者の経験や考え方だけでは、偏りがちな判断になってしまうこともあります。

コンピューターによる冷静な分析に、医療者の知識と経験をプラスすることで、より正確な判断につながるのではないでしょうか。

そしてその医療者を選ぶのは、ほかでもない、みなさんご自身です。

良い選択をするために、正しい知識を持つことはとても大切です。それから自分自身の状態を知ることも。

この先どうなって行きたいか、健康を維持したいのか、新たな健康を手に入れたいのか。そもそも、自分の考える「健康」とはどのようなものなのか。

欲を言えば、きりがないかもしれません。

理想と現実のバランスのとれた、一番居心地の良い自分を探しながら、そのステージに合った健康を見つけていきましょう。

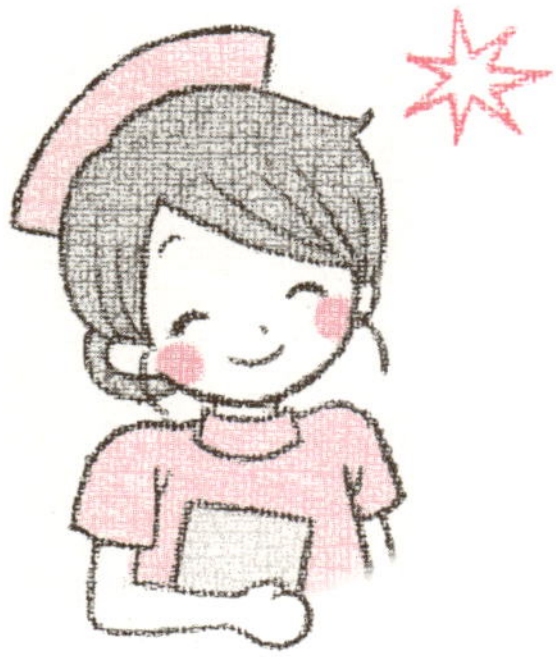

―おわりに―

私は、この歯科衛生士という職業に、もともと憧れも興味もありませんでした。ただ、漠然と医療系の資格がほしくて、でも人の生死に関わることがなく、就職しやすくて、どこへ行っても働く場があって、多くの人と関われる明るいイメージ。そんな甘い考えの結果が歯科衛生士でした。

無事に資格がとれて、最初は与えられた仕事をこなしていくことに充実感がありました。しかし日がたつにつれて、できることが次第に当たり前になり、「歯科医院」という、とても小さな社会の中でマンネリを感じる日々でした。ほかの職種への憧れや、迷いを感じることも多かったように思います。

専門知識を学び、現場で経験を積み、歯科の世界に費やしてきた数年間……。それを振り返ると、「私にはこれしかないのか」と思っていました。けれども、それは言い換えれば、「私にはこれがある!」ということです。

歯科という狭い世界の中にいるから、ほかの分野では勝てないかもしれない。けれども、この分野でなら、ほかの世界の人には負けない。とことん、この仕事を好きになってみよう。そしてスペシャリストになろう！　そう思いました。

勉強しなおして、学んだことを日々の診療に活かしていくと、おもしろいほど様々な変化を感じるようになりました。そして、もっと広い世界で、自分の中にある歯科衛生士としての可能性を高めてみたいと思うようになり、上京を決意しました。

その結果、歯科を狭い世界だと思っていたことが、それさえも、自分のとても狭い視野で見ていたことを実感しました。

本書の中でも書いていますが、今の日本の歯科医療には、様々な問題があるように思います。その一つの結果として、歯科衛生士の私が、友達に良い歯科医院を教えてあげられないという現状があります。

コンビニよりたくさんある歯科医院。その全てが良い歯科医院であるなら、日本に暮らす人々からは、むし歯も歯周病も、とっくに消えているでしょう。

薦めたくなるような、安心して通える歯科医院が、一つもないというわけではありません。ただし多くはありません。そしてその数少ない歯科医院の情報を、手に入れる方法がないのです。実際に行ってみるしか、確実に判断することはできないのです。

どこに通っていいのかわからず、歯科医院を探しまわっている人、良い歯科医と出会えず悩んでいる人、不信感を持ってしまった人、諦めてしまった人……。

そのような人たちを、なんとかしたい。

現在、私が勤務している歯科医院は、保険診療を一切していません。治療費はとても高額です。それでも、全国から患者さんが通ってくれています。高くても、遠くても。

本来なら、保険もきいて、近くて通いやすい所に、良い歯科医院があるべきです。そして、生まれた時から一生涯、当たり前のようにメンテナンスに通い続けることができる、生活に欠かせない場所になるべきなのです。

本当は、誰もが、むし歯のない口の中を手に入れることができます。歯のことで悩まなくていいはずなのです。

子どもの頃の環境は自分では選べません。けれども、お子さんやお孫さん、周りにいる小さな子どもたちに、良い環境をプレゼントすることは、今からでもできます。

大変だと思うことでも、それを習慣にすれば当たり前になります。

子どもは親の言うことを、なかなか聞いてくれないかもしれません。でも、親の真似はしたがります。子どもに真似してほしい自分になること。そうすれば、「子どものために」が自分のためになります。

自分の歯が健康なら、時間とお金の節約にもなり、その分を周囲の人や社会に還元することもできます。

このような良い流れを、歯に興味のない人や、情報が手に入らず選択さえできない人々に対しても、等しくもたらすことができる。そんな歯科医療を提供していける社会に、変えていきたいと思っています。

歯を治療しないために歯科医院に通う。いつかそんな日がくることを信じて……。

最後に、心から感謝を込めて――。

出版の最初から最後まで面倒をみてくださった齊藤由美子さん。言葉足らずの私の思いをくみとって、よりわかりやすい文章へと編集してくださった志村由紀枝さん。いつも想像以上のイラストを描いてくれて、常に支えてくれたひなちゃん。そしてそのイメージをより良いものへと、たくさんのデザインを出してくださったＤＯＭＤＯＭさん。執筆中、仕事でも精神面でも助けてくれた鈴木瑞帆さん。すべて私に任せてくださり、温かく見守ってくれた、岩田有弘先生。本当に感謝しています。

私がこのような本を出版することができたのも、多くの人たちとの出会いや支えがあったからだと感じています。

宝物のような友達、気づきを与えてくれた人、そして愛を教えてくれた両親。

大切な人、ひとりひとりに感謝を込めて。ありがとうございます。

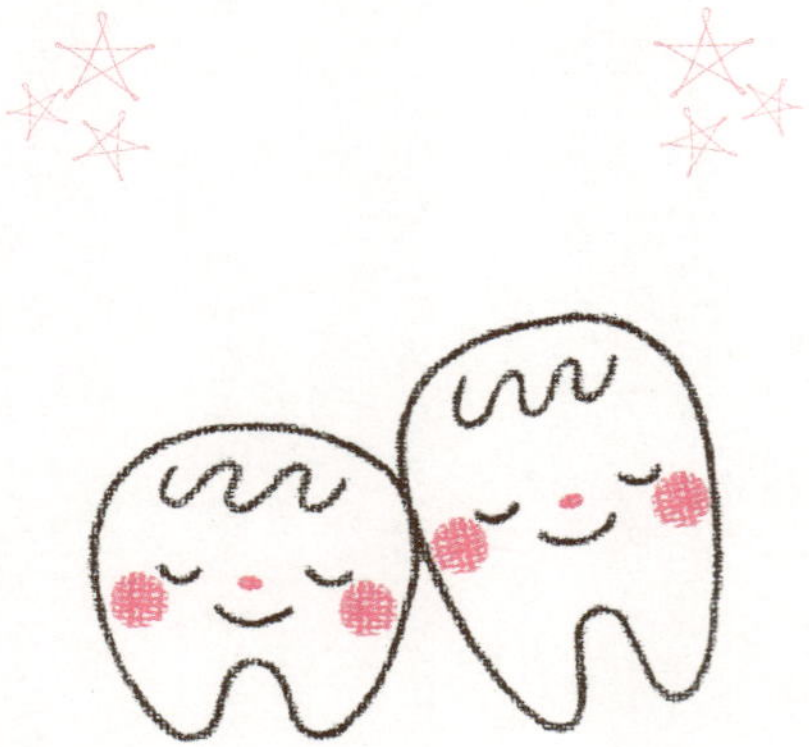

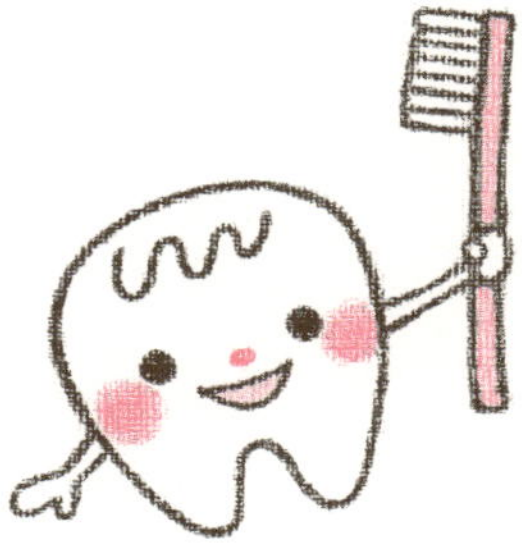

■参考文献

『クリニカルカリオロジー』熊谷崇・熊谷ふじ子・Douglas Bratthall・藤木省三・岡賢二／著　医歯薬出版
『本当の PMTC　その意味と価値』ペール・アクセルソン／著　西真紀子／訳　オーラルケア
『臨床歯周病学とインプラント』Jan Lindhe／編著　岡本浩／監訳　クインテッセンス出版
『歯科のための内科学』井田和徳・堂前尚親・西田次郎／編集　南江堂
『歯は抜くな　インプラントの落とし穴』岩田有弘／著　文溪堂
『歯は残せ　知らないと怖いインプラント』岩田有弘／著　文溪堂
『臨床歯周病学』吉江弘正・伊藤公一・村上伸也・申基喆／編　医歯薬出版
『歯と口から伝える食育』岡崎好秀・武井典子／編著　東山書房

※編集協力　志村由紀枝
※装丁・本文デザイン　DOMDOM

歯みがき革命！　歯みがきよりも大切なこと

2014年5月　初版第1刷発行
2016年8月　第4刷発行

著　　者　我妻 美夕紀
イラスト　ひなた かほり
発 行 者　水谷 泰三
発　　行　株式会社文溪堂
〒112-8635　東京都文京区大塚3-16-12
TEL (03) 5976-1515（営業）(03) 5976-1511（編集）
ホームページ　http://www.bunkei.co.jp
印刷・製本　図書印刷株式会社

ISBN978-4-7999-0073-4　NDC497　143P　188×128mm